国医大师的
养生茶

路志正◎编著

天津出版传媒集团

天津人民出版社

天津科学技术出版社

图书在版编目（CIP）数据

国医大师的养生茶 ／ 路志正编著 . -- 天津：天津

科学技术出版社：天津人民出版社，2017.3（2018.12 重印）

ISBN 978-7-5576-2040-0

Ⅰ . ①国… Ⅱ . ①路… Ⅲ . ①茶叶－食物养生 Ⅳ .

① R247.1

中国版本图书馆 CIP 数据核字 (2016) 第 317959 号

责任编辑：张建锋

责任印制：王　莹

天津出版传媒集团　出版

天津人民出版社

天津科学技术出版社

出版人：蔡　颢

天津市西康路 35 号　邮编 300051

电话 (022) 23332369（编辑室）

网址：www.tjkjcbs.com.cn

新华书店经销

廊坊市海涛印刷有限公司

开本 710×1020　1/16　印张 14.25　字数 120 000

2017 年 3 月第 1 版　2018 年 12 月第 2 次印刷

定价：36.00 元

序

路志正先生是当代中医大家，从医 70 余年，熟知医典，临床经验甚丰，不仅精通内科，外、妇、儿及针灸方面亦颇有造诣。

路老特别重视脾胃的调摄，认为脾胃为后天之本，气血生化之源，人以胃气为本，故治病注重调理脾胃，而饮食失调是损伤脾胃的关键，所以十分注重食疗养生保健。在诊疗中问诊必究脾胃，治病必护脾胃，疑难重证亦多径取脾胃。

路老对于湿证有独到的见解，承前人理论和治验，博览诸家，潜心研究湿病数十年，认为湿病害人最广，提出"百病皆有湿作祟""湿邪不独南方，北方亦多湿病"的新论点，为当代湿病研究和诊治提供了宝贵经验。

医者仁心，路志正先生不仅医术精湛、治学严谨，耄耋之年，仍孜孜不倦，出版了《无病到天年：调理脾胃治百病真法》，得到广大读者的一致好评，今又有《无病到天年 2：大病预防先除湿》《国医大师的养生茶》《国医大师的养生汤》《国医大师的五谷杂粮养生粥》几册书陆续出版。

这几本书，文字深入浅出、通俗易懂，既包含了先生身体力行的养生心得与体会，也是对中医理念的通俗解释，对普通读者了解中医、养生防病会有所帮助和启迪。

深感于路老拯黎元于仁寿、济世脱难的仁者爱人之心，故欣然作序，推荐给广大读者。

王明辉

2016. 7. 8

目录

第五章

让身体保持好状态的滋补茶

第六章

简单小茶方，赶走小病小痛

第七章

男女疾病，喝茶调养安全又方便

第八章

慢性病要养，常喝茶就有效

养护脾胃三杯茶

苏轼《游诸佛舍》诗中有两句非常著名："何须魏帝一丸药，且进卢仝七碗茶。"这句诗什么意思呢？意思是若想要身体健康，没必要学魏文帝那样炼灵丹、吃妙药，还不如学卢仝多喝几碗茶。

喝茶是一种非常实用的养生手段，至于怎么喝，也是大有学问。我们主张每人应结合自己的体质、生活情况选用不同品种茶叶饮用，我的喝茶方法就是每天必喝三杯，而且早中晚喝不同的茶，其中蕴含的就是调理脾胃的养生理念。

上午喝绿茶，益气升阳，心神俱旺

一天之计在于晨，阳气经过一个晚上的濡养，到了上午重新焕发活力，充实四肢百骸，让身体和大脑做好了新的一天学习和工作的准备。

绿茶是一种不发酵茶，色润香清，令人心旷神怡，属于茶中之阳。绿茶较多地保留了鲜叶内的天然物质，维生素损失也较少，因此能帮助脾胃运化水谷精微输布于周身，使主神明的心与元神之府的脑得到滋养，进而从五脏的功能活动中具体体现出来，人才能保持整个上午精力旺盛。

正如《黄帝内经》所说："五味入口，藏于肠胃，味有所藏，以养五气，气和而生，津液相成，神乃自生。"说明饮食之物化生的气血津液，是产生"神"的物质基础，也就是人们经常说的提神醒脑作用。

下午喝乌龙茶，健脾消食，保持运化

午后阳气渐弱，阴气渐升，脾胃功能较上午有所减弱。中国的饮食文化是"早吃好，午吃饱，晚吃少"，因此中午的饮食中会有很多油腻的食物，容易滋腻碍胃，进而造成脾胃功能减弱。

喝茶去肥消滞的功效自古就备受推崇，古人认为茶叶能够消解脂肪，长期喝茶能让人变瘦。乌龙茶属于半发酵茶，茶中的主要成分为单宁酸，经证实与脂肪的代谢有密切的关系，而且实验结果也证明，乌龙茶能够刺激胰脏脂肪分解酵素的活性，减少糖类和脂肪类食物的吸收，促进脂肪燃烧，降低血液中的胆固醇含量，尤其能够减少腹部脂肪的堆积。

下午时喝乌龙茶，能够帮助脾胃消化，保持腐熟和运化功能的高效运转。而脾胃健运是防病治病、养生长寿的必要条件。

晚上喝普洱茶，护胃养胃，安定心神

晚上阳气收敛，入于阴中。在一天的劳作之后，人体的气机下降，需要颐养脾胃、安养心神，为第二天的劳作养精蓄锐。中医认为"胃不和则卧不安"，脾胃调和，心神才能安定。普洱茶（熟普）是经过人工速成发酵后再加工而成的，黏稠、甘滑、醇厚，进入肠胃后能在胃的表层形成一层保护膜，对胃产生有益的保护作用。长期饮用普洱茶可以起到护胃、养胃的作用。

在适宜的浓度下，饮用平和的普洱茶对肠胃不会产生刺激作用。熟普中的咖啡因经多年陈放发酵，作用减弱，所以喝后不会令人兴奋，反而可使人能够安然入睡。而普洱茶又有补气固精的作用，热饮不仅让肠胃舒适，还可治疗尿频。

天有五行，人有五脏，茶也分五色。了解了茶性，就能根据天时、地域、人的体质来选择适合自己的茶。例如脾阳虚的人着凉了，就可以喝点儿姜茶；女性脾气比较急躁的，也可以喝点儿玫瑰花茶或者佛手花茶；有热的话，也可以喝点儿菊花茶。

茶味苦而回味甘，性淡而香醇，正是一种人生境界的反映。而茶叶对人体健康的益处，也并非只是补充人体所需的营养物质。喝茶时要保持心胸开阔，缓缓享受品茗的乐趣，既品尝出其醇厚之味，又能使人心旷神怡、开胃进食，茶的色、香、味、形都能对人的身体和心灵产生双重滋养。

鲁迅先生曾写过一篇杂文《喝茶》，其中写道："喝好茶，是要用盖碗的，于是用盖碗。果然，泡了之后，色清而味甘，微香而小苦，确是好茶叶。但这是须在静坐无为的时候的，当我正写着《吃教》的中途，拉来一喝，那好味道竟又不知不觉的滑过去，像喝着粗茶一样。"

喝茶是享受"清福"，鲁迅先生这篇文章的本意是反对文人们悲秋赋愁，坐享清福。不过其中的"静坐无为"确是写出了喝茶心态的精髓。我们在工作或者苦读之余，不妨抽出一点儿时间，静坐无为，涤荡心神，悠然品茗。如果只是把茶当作解渴提神之用，一边工作一边喝茶，效果就差了三分。

喝茶还须精选茶具。饮不同的茶，最好用不同的茶具冲泡。绿茶宜用透明玻璃杯，应无色、无花、无盖，或用白瓷、青瓷、青花瓷无盖杯；乌龙茶最好用紫砂壶杯具，或白瓷壶杯具；普洱茶适合用紫砂、白瓷、盖杯、盖碗等。将茶汤倒入茶杯中，每次少量慢慢地喝茶。鉴色，闻香，品味，观形，淡淡的茶味、茶香，可使人心旷神怡，上下气机通畅，使人心神宁静，思虑尽忘。这种心境，对健康是十分有益的。

第一章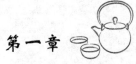

茶能养心，更能防病祛病

很多人都知道喝茶能让我们放松身心，起到修身养性、淡泊情志的作用。其实，茶还能起到祛病疗疾的作用，因为茶一开始就是作为一种药物存在的，所以养生保健才是茶的"初心"。

我们今天获取茶的途径已非古人所能企及，好好利用茶，养心养生，何乐而不为呢？

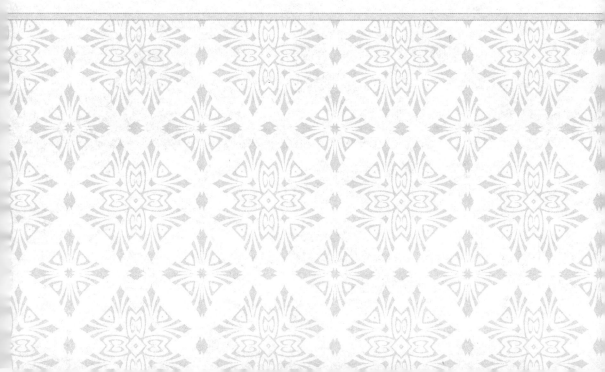

茶是饮品，也是良药

　　茶不但是我国的传统饮料，也是治病的良药。茶的发现最早是从药用开始的。战国时期的《神农本草经》记载："神农尝百草，日遇七十二毒，得荼而解之"。这里的"荼"指的就是古代的茶，大意是说，在上古时代，传说中的神农氏（炎帝）亲口尝百草，以发现为人类治病的植物，竟然一天之内多次中毒。但由于服用茶叶而得救。

　　这虽然是传说，但由此可知，人类利用茶叶可能是从药用开始的。这也说明了中医之先有茶后有药的历史，所以后世多以茶饮治疗百病。李时珍的《本草纲目》则更详细地总结了茶的药理作用，说："茶苦而寒，最能降火，火为百病，火降则上清矣。温饮则火因寒气而下降，热饮则茶借火气而上升散，又兼解酒之功能也。"

　　由于茶具有方便饮用的特点，中医往往把药当茶饮，药茶成为一种别具特色的中药剂型，也形成了以茶为主的治疗方法，也就是茶疗。

　　中医茶疗是将单味或多味中草药代茶冲泡，煎煮饮用以治疗疾病的方法。在辅助治疗疾病、预防保健中发挥着重要作用。我们翻阅清宫医案，可以看到很多医案中，就有太医为皇帝及太后看病时，除使用中药汤剂外，还会多开出一个药茶方供日常保健饮用，可见，药茶在清代已广泛应用。

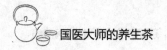

常喝茶者得长寿

最早的时候，茶是因为药用价值而被人们发现的，并且作为药茶而用于治疗疾病，所以茶在人们心中有着不一样的地位。将"茶"字拆开，草字头代表二十，中间的人字可拆作八字看，加上下边的一横一竖是"八十"，一撇一捺又是一个八，加在一起就是108。108岁也因此有了一个雅称——"茶寿"。古人将"茶"与"寿"结合起来喻长寿，足以表明人们对茶有延年益寿之功的认识。

的确如此，但凡喝茶者，往往能够得到高寿，历史和现实中这样的例子比比皆是。

《旧唐书·宣宗纪》中记载，唐宣宗时期，洛阳来了一位130多岁的僧人，宣宗问他："服何药如此长寿？"高僧回答说："贫僧素不知药，只是好饮香茗，至处唯茶是求。"

"茶圣"陆羽一生嗜茶成癖，常"茶灶笔床犹自随"，无论是生活还是作诗写词，都离不开茶。他经常一壶好茶做伴，品茗写诗，留下千古佳话。而陆游也活到了85岁的高龄。

明代宰相陆树声虽然一生际遇坎坷，但爱茶至深、深谙茶道，享年97岁。

"当代茶圣"吴觉农以茶养生，90多岁高龄仍然思维敏捷、身体健朗。

自称喝茶长寿"活标本"的张天福老人，生于1910年，年过百岁仍然精神矍铄。

喝茶能长寿，首先在于茶的药用价值。前面我们讲到李时珍的《本草纲目》对茶的功效有详细的说明，他认为火毒是百病之源，而茶能清热解毒、清心除烦，促进肝胆排毒、和胃养肝、清肝明目。人的身体就是一个小天地，由五脏六腑、三焦经络组合而成，只有五脏和谐、经络畅通，才能健康长久。

现代人常饮食油腻、生活作息紊乱，长期如此会导致身体湿热蕴藉，影响五脏六腑的正常功能和经络的畅通，而经常喝茶有助于身体代谢，畅通经络，使五脏和谐、健康长寿。

喝茶得长寿，这跟茶的精神功用分不开。唐代著名高僧从谂，人称"赵州禅师"，活到了120岁。曾有人向他请教长寿之道，他笑称这全赖于"吃茶去"的禅法。"吃茶去"，强调的不仅是"吃茶"，还有"平常心"——不因任何人和事儿动气，不起纷扰，没事就去吃茶，心思淡泊自然就会健康长寿。

《黄帝内经·素问》中说："恬淡虚无，真气从之，精神内守，病安从来。"只有保持安静和谐的心态才可以少得病、不得病，身体健康长寿。而喝茶，茶的味道往往先苦后甜，能给人信念，使人心平气和。

茶本身的药用功效减缓了人体的衰老，而茶的精神功用则减缓了人心态的衰老。茶通六艺，艺从心发，内外兼修，自然就越活越年轻了。《黄帝内经》所谓"形与神俱，而尽终其天年，度百岁乃去"大抵就是这个意思吧。

养生小常识

自由基是衰老的罪魁祸首

从现代研究的角度来看，人体之所以会衰老，机体功能出现退化，导致身体罹患疾病，与体内的生命物质被氧化有关，而自由基是产生氧化的罪魁祸首。茶叶中含有多酚类化合物和丰富的维生素 C、维生素 E，这些成分能够清除自由基，从而使人远离疾病、延缓衰老。

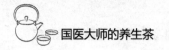

绿茶、红茶、黄茶……你最适合喝哪一种

我国的茶分为绿茶、红茶、黄茶、白茶、青茶、黑茶六大类，每一种茶叶的茶性不同，功效也各异，要想通过喝茶预防疾病、养生保健，就必须对每种茶都要有所了解。

绿茶：营养最丰富的清火"特饮"

绿茶是我国生产历史最久的茶类，以茶树最嫩的芽叶杀青、揉捻、干燥等一系列工序制作而成。绿茶是所有茶类中品种最多的一种，代表茶叶有西湖龙井、洞庭碧螺春、黄山毛峰、庐山云雾、六安瓜片、蒙顶绿茶、君山银针、信阳毛尖等。

绿茶在制作过程中未经杀青、发酵，茶叶中的许多成分如茶多酚、维生素等得到了较好的保留，用温水冲泡后，清汤绿叶，芳香四溢，沁人心脾。

保健功效

绿茶性凉，微寒，有助于降火，适合体质偏热、易上火的人饮用。春天阳气生发，容易肝火旺，适量饮用绿茶有助于清肝明目。胃火旺、心火上炎的人多喝绿茶，有助于清热解毒、清心除烦。

适合人群

除未成年人及患病者外，普通人群春夏季节都适合饮用绿茶，以下人群尤为适宜：

办公室白领　绿茶中含有的脂多糖具有良好的防辐射功能，经常面对电脑，下班后低头看手机、平板电脑的办公室白领每日坚持饮用1~2杯绿茶，对身体健康非常有益。绿茶还有提神醒脑、消除疲劳的作用，每天下午饮一杯绿茶，有助于你保持良好的精神状态。

经常应酬的人　绿茶具有解毒、清肝的作用，经常应酬喝酒、吸烟的人坚持每天饮用1~2杯绿茶，可促进身体排毒，保护肝脏。

三高人群　绿茶含有较多的茶多酚、氨基酸、维生素C等营养成分，这些成分有抗氧化、降血糖、降血压、降血脂等作用，三高人群适量饮用绿茶，有助于保持身体健康。

红茶：暖胃护心第一茶

我国红茶的代表有祁门功夫、滇红功夫、正山小种等。红茶是全发酵茶，色泽黑褐油润、香气浓郁带甜，因而得名"红茶"。冲泡后，茶汤红艳透亮、滋味醇厚鲜甜，口感和香气都十分独特。

保健功效

红茶性温，味甘，入脾、胃经，有暖胃祛寒、促进消化、生津利尿、消除疲劳等功效。

适用人群

肠胃不好的人　红茶性质温和，对肠胃有一定的保健作用。对于肠胃不好的人和消化功能比较弱的老年人来说，红茶是不错的养胃茶饮。

年轻女性　女性因为生理结构的特殊性，体质天生属阴，容易身体怕冷、

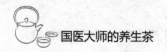

手脚冰凉，有的还可能出现痛经，所以保暖祛寒是女性日常保健的要点。红茶性质温和，经常饮用有助于改善体寒。

中老年人 中老年人的脾胃一般都不太好，而红茶有保养脾胃的作用，可经常饮用。另外，红茶含有较多的抗氧化成分，具有延缓衰老、防癌抗癌的作用，红茶中的某些成分还有助于提高血管舒张度，有助于预防和改善高血压、心脏病等。

黄茶：人人皆宜的养胃茶饮

黄茶跟绿茶不同，它在加工时多了一道焖堆渥黄的工序，所以黄茶最大的特点是叶底黄，冲泡后的茶汤也呈黄色。比较有名的黄茶有蒙顶黄芽、君山银针、平阳黄汤等。

保健功效

跟绿茶的清凉、红茶的温热相比，黄茶的性质较为平和，普通人几乎都适合饮用。黄茶具有养脾胃、助消化的功效，经常饮黄茶有助于改善脾胃虚弱导致的消化不良、食欲不振、肥胖等症。

适用人群

肥胖者 肥胖的人平时多饮黄茶，尤其是温州黄汤，有助于健脾胃，改善脂肪代谢。

脾胃失调者

黄茶有健脾胃、助消化的作用，而且性质温和，适合各种消化功能有问题的人群饮用。

白茶：上火烦躁者的宁心茶饮

　　白茶因成茶满披茸毛，色白如银，故而得名。白茶采用的是最自然的制茶方法，选用白毫特多的新鲜茶叶，置于通风透光的室内自然萎凋，然后晒干、烘干，所以白茶在很大程度上保留了茶鲜叶所含有的营养成分，也具备了其他茶类所没有的特殊功效。

　　因茶树品种、采摘的标准不同，白茶一般分为白毫银针、白牡丹、贡眉、寿眉4大类。

保健功效

　　白茶性凉，具有清热解毒、降火除烦、醒神明目等功效，对上火引起的牙痛、热毒所致的炎症以及暑湿感冒等症有良好的缓解作用。"绿茶的陈茶是草，白茶的陈茶是宝"，陈放的白茶还有去邪扶正的功效，经常饮用能帮助人体扶助正气，提高身体免疫力。在一些白茶的原产地，当地居民自古就以白茶入药，用来治疗牙痛、麻疹、发热等疾病。

适用人群

　　三高人群　白茶中的某些成分能降低血液黏稠度，降低血压、血脂，预防血栓的发生。陈年白茶尤其适合糖尿病患者饮用。

　　经常上火者　有的人体质偏热，容易上火，易出现口腔溃疡、便秘、口臭等症状，白茶有清热祛火的功效，适量饮用有助于改善以上症状。

　　压力大者　白茶中的茶多酚能镇定安神，使人放松心情、稳定情绪，精神压力大的人不妨每天坚持饮用1~2杯白茶，这对缓解压力有一定的好处。

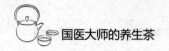

青茶：生津润喉防干燥

青茶也就是人们常说的乌龙茶，安溪铁观音、台湾冻顶乌龙、武夷岩茶、武夷肉桂、永春佛手、大红袍、铁罗汉等都属于乌龙茶。

保健功效

乌龙茶是半发酵茶，性质介于绿茶和红茶之间，温热适中，不寒不热，具有生津润喉、清除体内积热的功效，非常适宜在气候干燥的秋天饮用，可以缓解秋燥。

适用人群

肥胖者　青茶在国外有"健美茶""苗条茶"的美誉，有一定的助消化、利尿、消脂的作用，适合肥胖的人经常饮用。

三高人群　青茶含有维生素E、维生素C、茶多酚等多种成分，具有不错的降血压血脂、抗氧化等功效，适合高脂血症、高血压、糖尿病等人群饮用。青茶还有抗血栓、抗癌等功效，也是老年人养生养心的首选。

更年期女性　不少更年期女性容易心烦气躁，绿茶偏凉、红茶过于温补，青茶的性质介于两者之间，比较平和，具有润燥除烦、美容养颜等功效，非常适合更年期女性作为调理之用。

黑茶：享誉国内外的益寿茶

黑茶因成品茶的外观呈黑色而得名，在我国已有上千年的历史。最开始的时候，黑茶是边区少数民族的重要饮品，例如以黑毛茶压制而成的各种紧压茶就是藏族、蒙古族和维吾尔族等少数民族日常生活的必需品，在一些地方更有

"宁可三日无食，不可一日无茶"之说。

黑茶家族中，最出名的就是普洱茶、茯砖茶。这类茶用较粗老的原料，经过发酵、发花等工艺制作而成。黑茶也因为特殊的加工工艺而拥有特殊的药理功效，尤其是陈年的黑茶，越陈品质越好，功效也更加独特，甚至能跟灵芝媲美。

保健功效

黑茶性质温和，具有去腻化湿、轻身解毒等功效，对痰湿瘀滞、饮食过度等导致的肥胖、脂肪肝、腹胀、消化不良等有很好的效果。黑茶还有生热暖胃的功效，冬天寒气重，常喝黑茶可暖身祛寒，预防寒性腹泻，改善手脚冰凉等症状。

适用人群

三高人群 黑茶可以调节人体内的糖代谢，软化血管，降低血压，提高身体免疫力。三高人群适量饮用黑茶，对控制血压、血脂，稳定血糖是非常有益的。

肥胖者 经常饮用黑茶具有促进消化、排毒、消除脂肪的作用，尤其是普洱茶，减肥降脂功效更明显，被称为"窈窕茶""瘦身茶""消食茶"。

脾胃不好者 黑茶有一定的暖胃作用，因为脾胃虚寒而出现腹泻、腹痛、消化不良、食欲不振等症状的人适量饮用黑茶，有助于改善症状。

喝茶要讲究天时、地利、人和

古人行军打仗讲究“天时、地利、人和”，喝茶也是如此。茶首先是一味药，不同的茶性味功效各异，需要根据季节气候变化、生活的环境、人的体质或病症进行选择，喝对了才能起到养生治病的效果，否则还有可能伤身。

◎ 根据四时变化找到合适的喝茶方式

河南省漯河市的丁富妮老人享年107岁，她生前不仅坚持每天喝茶，而且根据季节变化喝不同的茶，如春季喝花茶、夏季喝绿茶、秋季喝清茶、冬季喝红茶。

这看似简单的选择，其实蕴含了养生之道：春主升，万物生长，其应在肝，生发之机易伤肝气，肝主疏泄，而花茶气温芳香，能通经活络、疏肝解郁；夏季高温，人体大量出汗，津液流失，容易心烦急躁、上火中暑，最适合饮绿茶清热消暑、清新除烦；秋季秋高气爽，燥气当令，易伤阴液，饮绿茶太过消泄，饮红茶又过于温厚，清茶兼具绿茶、红茶的特性，能够消除体内余热之邪，又能生津止渴润燥；冬季天气寒冷，红茶醇厚温补，适量饮用可助消化、暖身体、健体魄。

◎ 同一天，不同的时刻喝不同的茶

人一天喝3杯茶最合适，而且不同的时间要喝不同的茶，喝对了才能起到保健的作用。上午喝绿茶，益气升阳，心旷神怡，下午喝乌龙茶，健脾消食，促进消化，晚上喝普洱茶，护胃养胃，安定心神。

◎ 不同地区的人茶饮也有大不同

东西南北地形的差异，造就了当地特有的气候特点，因此喝茶不仅要考虑天时，还要结合地利。比如南方地区气候炎热，出汗多而易伤阴；东南地区大多为海滨城市，人们嗜吃咸，咸多可造成血热；西部地区沙漠、戈壁范围较广，气候相对干旱、干燥，这些地方的人大部分时间都适合喝绿茶，因为绿茶能清热解毒、滋阴润燥。北方冬季、初春、深秋天气较冷，适合喝红茶以暖身强体。

◎ 看人喝茶，你选对茶了吗

每个人的体质各不相同，找到适合自己的喝茶方式，养生治病才能事半功倍。比如，胃寒的人适合喝红茶，红茶性质温和，可以和胃理气，提升肠胃活力，如果喝性质寒凉的绿茶，反而会使肠胃不舒服；平时应酬多，饮食肥甘厚味的人，适合饮用未经炒制的砖茶，这类茶含有较多的茶酸、茶碱，有助于促进身体对肉类的消化；女性心火、肝火较旺的时候适当喝一些绿茶，有助于清心除烦、清肝明目，还可以在绿茶中添加玫瑰花、茉莉花等，有助于疏肝理气、美容养颜。但在经期、孕期不宜多喝茶，尤其是孕期不宜喝浓茶。

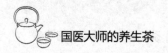

喝茶，你要知道这几个禁忌

茶被视为"万病之药"，人们通过喝茶治病养生的历史由来已久，但饮用不当也会影响健康，正所谓"烫茶伤人，饭后消食，晚茶致不眠，空心茶令人心慌，隔夜茶伤脾胃，过量茶使人消瘦"。因此，日常喝茶尤其是使用药茶防病养生的人，更要注意喝茶的禁忌。

◎ 喝茶不宜过量

过犹不及，喝茶亦是如此。喝茶过量，不但起不到保健作用，反而会引起失眠、心悸、消化不良、食欲下降、胃寒、腹泻等不适。

一般健康的成年人，平时又有喝茶习惯的，一日用茶12克左右，分3~4次冲泡是较为适宜的。使用茶疗时，最好是根据医生的指导，控制好每天饮用的量，毕竟有些药茶添加了中药，喝茶过量也就意味着服用了过量的中药，容易伤害身体。

喝茶的量要根据习惯、年龄、健康状况、生活环境、习俗等诸多因素来定。例如体力劳动者平时出汗多、消耗大，尤其是在高温环境下工作或者是接触有毒物质较多的人，一日用茶20克左右也在适宜的范围；孕妇、儿童、睡眠质量差的人、心动过速者，一日喝茶的量要适当减少。

◎ 隔夜茶不能喝

茶最好不要隔夜后饮用。因为冲泡的茶汤隔夜后容易变质，茶汤中的维生素C、B族维生素等营养物质也会流失殆尽，取而代之的是大量的鞣酸，饮用后会刺激肠胃，导致肠胃不适，严重的还有可能引发炎症。

◎ 冲泡或煎煮茶的时间不宜过久

茶冲泡或煎煮的时间过久，不仅茶的汤色发暗、味道差、香味低，而且茶中的维生素C、氨基酸、茶多酚、芳香类物质等成分会被氧化分解，茶汤的营养大为降低。饮用这类茶汤，不仅起不到养生保健作用，还有可能造成身体不适，甚至加重病情。

◎ 喝茶不宜过浓

泡茶的时候，一般一杯茶使用的茶叶量为3~5克，超过这个量的茶汤即为浓茶。浓茶对不少人都是不适宜的。例如晚上饮用浓茶，容易使人大脑兴奋，导致失眠；心脏病、胃溃疡、神经衰弱、胃寒的人饮用浓茶，容易使病情加重；空腹的时候喝茶，特别是浓茶，容易发生"茶醉"的现象，出现胃部不适、心悸、恶心之类的不良反应。

当然了，一定浓度的茶具有清热解毒、润肺化痰、强心利尿、醒酒消食等功效，平时吸烟、饮酒过多的人，吃油腻过重的食物之后，以及身体湿热重的人，适量饮浓一点儿的红茶对身体是有益的。口腔发炎、喉咙肿痛的人，饮浓绿茶，也可起到消炎杀菌、清热解毒的作用。但即便如此，也要注意适量，一般一日不要超过2杯，其他情况下最好不要饮浓茶。

◎ 发热时不宜喝茶

虽然绿茶、白茶性凉，具有清热解毒的功效，但在发热的时候也不宜饮用，因为茶叶中的茶碱、咖啡因和鞣酸等成分有兴奋中枢神经、增强血液循环

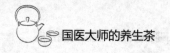

及促进心跳加快的作用，发热时饮用会使人体温升高，还会影响排汗，妨碍正常散热，影响身体的康复。黑茶、红茶等性质温和的茶，发热时饮用也会加重症状。

◎ 女性"三期"不宜过多喝茶

女性月经期间不宜过多喝茶，更不宜饮用浓茶。浓茶中含有较高浓度的鞣酸，会刺激肠胃，影响身体对铁质的吸收。尤其是体质比较弱的女性，本身就贫血，月经的血量偏少或者有痛经的现象，如果月经期再饮用过多的茶或饮用浓茶，会使贫血、痛经加重。

女性在孕期的时候体质偏热，可以适当喝一些淡茶，但不能饮浓茶。否则会刺激肠胃，使孕妇的心跳加快、排尿增多，还容易导致缺铁性贫血。

更年期女性适当饮用一些淡绿茶和甘麦大枣茶，可清心火、助睡眠，缓解心烦气躁、睡眠不佳等症。淡绿茶一天不要超过4杯，浓茶则要杜绝。

花草、食物、中药皆可入茶

花草茶最早流行于古代欧洲，是以植物的花、果、叶、根、茎或皮等部分，加以冲泡或煎煮而成。花草茶虽然不是药，但它自然芳香，口感独特，功同中药，长期饮用能轻身养颜、养生防病。

花草茶的种类繁多，最常入茶的花草有玫瑰花、玫瑰茄、菊花、金银花、百合、薄荷叶、茉莉花、月季花、柠檬片、薰衣草、莲子心等。每一种花草茶都有独特的药用价值，例如金银花、莲子心、菊花清热祛火、生津止渴；玫瑰花可疏肝解郁、活血调经、美容养颜；百合滋阴润肺、止咳润燥；薰衣草能安神助眠、改善头痛等。

不过需要注意的是，花草茶虽然养生保健效果不错，但并不是所有人都适宜饮用。在饮用花草茶时，要根据身体情况来进行选择，避免"茶不对症"的情况。比如月经花、玫瑰花茶能活血调经，适合血瘀痛经的女性饮用，孕妇则不宜饮用；菊花清热解毒，胃火旺、肝火旺的人饮用菊花茶可以起到降火的作用，但脾胃虚弱、体质偏寒的人饮用菊花茶反而会有伤肠胃。

◎ 药食同源，最平常的食物也能作茶疗

隋朝杨上善的《黄帝内经太素》一书中写道："空腹食之为食物，患者食之为药物。"食物是最好的药物，药食同源，日常生活中最常见的食物，只要吃对了就是保健康、抗疾病的灵丹妙药。

食物除了食用外，比较常见的一种用法就是入茶。比如最常见的生姜、红糖，搭配红糖一起煮成姜红茶，具有暖胃祛寒、活血调经的功效，可改善女性

手脚冰凉、月经不调、痛经等症；用葱白煮汤后代茶饮用，对感受风寒引起的感冒、咳嗽有疗效；将薏米炒焦后泡茶，能祛湿利水消肿。

食物跟中药一样，有寒、凉、温、热之分，所以食物入茶饮用也要辨证。一般来说，性寒、性凉的食物可清热解毒，能减轻或消除体内热症；而性温、性热的食物可明显地减轻或消除身体寒症。例如苦瓜性寒，能清热解毒，对于热病或暑热烦渴，以及肝热引起的目赤肿痛有缓解作用，但脾胃虚寒的人若经常用苦瓜泡茶，会加重寒证，引发腹泻、消化不良；桂圆性温，具有补益脾胃、养血安神的功效，但体质偏热的人就不宜用桂圆泡茶饮用，以免上火等。

用食物泡茶也讲究搭配，不同食物之间若搭配得当，相当于强强联手，可以起到"一加一大于二"的功效。例如：

桂圆＋红枣＋莲子

煎煮后代茶饮用，可益气养血、温补脾肾、活血调经

冬瓜＋薏米

煎煮后代茶饮用，祛湿利水消肿效果更佳

食物能入茶，茶也能入菜，龙井虾仁、龙井蛤蜊汤、绿茶肉末豆腐、红茶蒸鳜鱼、碧螺鲜鱿等都是以茶入菜的著名菜肴。这些菜因为茶叶的加入，多了一份特别的清香，能助消化、促进食欲。

◎ 中药入茶，良药也能不苦口

中药入茶，就是人们常说的药茶，药茶药量小，所以喝起来不会苦口，坚持饮用，药效发挥更为持久。

不过，"药证相符，大黄也补；药不对症，参茸也毒"。饮用药茶要按照

中医"辨证施治"的原则，根据体质和病症选择合适的药物。以感冒为例，感受风寒时，饮一杯热乎乎的姜茶，然后盖被子发汗，能解表散寒；风热感冒则应选择具有清热解表作用的桑叶、菊花、连翘等药物；暑湿感冒应当消暑、醒脾、祛湿，可选用藿香、薄荷、紫苏等芳香解表、醒脾宽中、理气燥湿的药物。

药茶应当怎样服

跟平常饮用的茶不同，药茶因为中药的添加，在服用的剂量、时间、温度上更有讲究。

◎ 服多少，什么时候服

一般药茶每日1剂，煎2次分服，间隔的时间为4~6小时。也可根据病情，在医生的指导下酌情增减。

不同的疾病，服药茶的时间、剂量也不同：

用来补益的药茶在饭前服用，有助于药性充分吸收。

对肠胃有刺激性的药茶应在饭后服用，以减轻对胃肠的刺激。

发汗解表类的药茶不可拘时间，宜温饮顿服，不拘时候，病除即止。发汗以微微汗出为度，不可大汗淋漓，以免虚脱。

安神药茶应在晚上睡前半小时服用。

喉疾患所用的清咽茶等，宜冲泡后慢慢湿润于咽部再缓缓饮服。

治疗泌尿系感染的药茶，要持续多次频服，以保持泌尿道中的药物浓度，同时稀释尿液，清洁尿路，有利于湿浊废物迅速排出。

防疫类的药茶，宜根据疾病流行情况选用。

老年保健药茶和调理慢性病的药茶，应做到经常化和持久化。

此外，无论什么药茶，都不要隔夜再用，以现制现服为佳。

◎ 茶水的温度

发汗解表类的药茶，宜温饮；身体虚寒、脾胃虚弱的人，服用温性的药茶，宜趁热服用；热证用寒药，一般温服或凉服。

◎ 注意事项

药茶不要盲目服用，应先咨询医生。服用西药期间不要喝药茶，以免影响疗效或产生不良反应。

为了确保药茶安全有效，服用药茶时要忌口。如饮用调理脾胃的药茶时，不宜吃生冷、油腻、不易消化的食物，以免加重肠胃的负担；饮用人参茶、灵芝茶、阿胶茶等补益类的药茶时，最好不要吃萝卜，萝卜有破气作用，会削弱补益效果。

这里需要明确一个概念，药茶虽然被称为"茶"，但配方里不一定含有茶叶。例如荷叶茶，就是用水沏荷叶；以山楂炮制的汤饮称为山楂茶；用玉米须加水煎汤，称为玉米须茶等。

第二章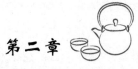

顺应天时，喝出四季安康

"人法地，地法天，天法道，道法自然。"人体与四季相应，只有顺应四季养生，才能取得事半功倍的效果。春温、夏热、秋凉、冬寒，一年之中，每个季节的特点各不相同，我们喝茶也应根据季节变化来选择，以更好地调节身体机能，使身体适应季节而避免疾病的发生。

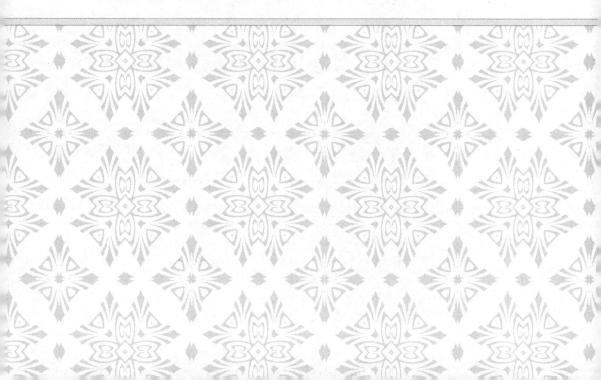

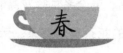

春困来袭，花茶让你长精神

春天到来，虽然大地复苏，阳气生发，给万物带来了生机，但这时人们却普遍感到困倦乏力，这种现象就所谓的"春困"。

◎ 春困是身体还没复苏

刚刚进入春季，我们的身体还没有恢复到真正春天时那种充满活力的状态，5月以后才是身体真正复苏的时节。所以在此之前，人们都或多或少地有一些疲乏的表现。另外，在人体中调节身体状态的松果体对光线非常敏感，只有随着日照时间的不断增长，它才能让人们进入夏天那种精力旺盛的状态。

从中医来看，形成春困的原因主要是春天和冬天两季的温差较大，人体需要一个适应的过程。冬天以及初春时节，人体要减少体内热量的散发，保持体温恒定，皮肤汗腺会收缩。进入春季，气温升高，皮肤毛孔舒展，供血量增多，而供给大脑的氧相应减少，所以就容易出现困倦的现象。

虽然春困不是病，但不利于人的身体及精神状态健康协调，需要通过各种方法加以调节。

◎ 春饮花茶长精神

针对春天普遍出现的春困问题，建议大家多喝点儿花茶。花茶又叫香片，

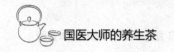

是以茶叶，尤其是绿茶为原料，混合各种鲜花熏制而成。因为花茶中的芳香物质能起到醒脑的作用。常见的花茶有菊花茶、茉莉花茶、桂花茶、玉兰花茶等。

菊花茶　菊花茶能抑制多种病菌，增强微血管弹性，减慢心率，降低血压和胆固醇。同时，可疏风清热、平肝明目、利咽止痛消肿。

茉莉花茶　茉莉花茶既保持了绿茶浓郁爽口的天然茶味，又饱含茉莉花的鲜灵芳香，是春季饮茶之上品，有"去寒邪、助理郁"的功效。喝茉莉花茶除了可以安定情绪、振奋精神，还能健脾化湿，减轻肠胃不适，和胃止痛，对于女性的生理机能也有帮助，能滋润肌肤、养颜美容、缓解痛经。

桂花茶　桂花茶除了能提神醒脑、助长精神，还具有解毒、芳香避秽、除口臭、提神解渴、消炎祛痰、治牙痛的作用。

玉兰花茶　玉兰花茶有止咳祛痰、缓解头痛、缓解疲劳症状、降血压等功效，对辅助治疗鼻病也有一定的效果。

养生小常识

花茶是茶不是花

花茶和花草茶是不一样的。花茶如上面所说还是属于茶叶的范畴，而花草茶则不属于茶叶了，而是那些可以用来泡茶的干花。不过二者都是适合春季饮用的。

◎ 花草茶提神还能防病

菊花　菊花具有养肝平肝、清肝明目的功效，所以特别适宜春季饮用。同时，还可驱邪降火、疏风清热、利咽消肿，对降低血压和胆固醇也有一定的作用。

将菊花配合枸杞子一同冲泡饮用，更能增强养阴之力。但因菊花性偏凉，故平素手足冰冷、脾虚、易腹泻者不适合饮用。

玫瑰花 玫瑰花性微温，具有活血调经、疏肝理气、平衡内分泌等功效，并能消除疲劳，适于春季饮用。此外，还能有效缓解心血管疾病，并能美容养颜，有助于改善皮肤干枯症状，去除皮肤上的黑斑。

取干玫瑰花3朵，放入茶杯中，冲入热水，略泡片刻即可饮用。也可配上两枚红枣（掰开，去核），更能增添几分甜香，又添滋养气血之功。此茶有理气行血之效，月经期女性慎用，以免导致月经量多。

金银花 金银花味甘性寒，具有清热解毒、疏散风热、消肿止痛的功效。春季风气善行，易外感风邪，饮用金银花茶可缓解春季常见的上呼吸道感染、流行性感冒、扁桃体炎、牙周炎等病症，对疖痛、肠炎也有缓解作用。

金银花茶适合在出现轻微外感症状时服用，如感冒症状较重，仍须采取药物治疗。

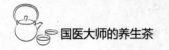

预防春季流感，常喝青莲二根茶

春天气温多变，忽冷忽热，是流感的高发季节。中医里说："正气存内，邪不可干。"意思是说，只要体内正气强盛，身体免疫力就强，致病邪气就不会侵入人体引发疾病。现代人工作压力大，嗜食肥甘厚味，再加上应酬多、休息不足，易造成体内积热，正气耗损，免疫力下降，所以容易感受外寒，发生流感。

流感相当于中医里所说的"温病"，最典型的特征是内热外寒，表现为发热、恶寒，伴有头痛、肩关节酸痛、咽痛、咳嗽少痰等症状。流感有较强的传染性，所以春天要注意预防。

◎ 青莲二根茶清热解毒防治流感

流感的发生与体内有热、外感风寒有关，所以治疗上应清除内热、宣散表寒，使身体阴平阳秘，气血和谐。经常饮青莲二根茶，有助于预防和缓解流感。

这款茶叶中的药物都具有清热解毒的作用，芦根、茅根还能生津除热。平时应酬多、饮食偏于肥甘厚味的人患上流感后，适量饮用青莲二根茶有助于改善体内积热的现象。内热除去，体内阴阳平衡，免疫力就提高了，对疾病的痊愈是有利的。

☕ 青莲二根茶

成分： 大青叶、金莲花（旱莲花）各10克，芦根、茅根各15克。

用法： 煎汤饮服，每日1剂。

功效： 清热解毒，生津除热，对流感有一定的防治作用。

这款茶中的药物都属于寒凉之物，脾胃虚寒、体质偏寒或者是经常手脚冰凉的人不宜饮用。

◎ 抓住锻炼好时机，增强体质预防流感

春天阳气生发，人体新陈代谢开始旺盛起来，正是运动锻炼的好时机。可以每天散步、快步走、慢跑、打太极拳等，多到户外呼吸空气，使身体气血畅通，体质增强，对预防流感很有好处。

另外，养成良好的生活规律，保证充分的休息和充足的睡眠，注意个人卫生，对提高自身的抵抗力、预防流感也是很重要的。

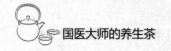

春季干燥上火，就喝柠檬菊花茶

春天干燥多风，很多人会出现咽喉肿痛、口鼻干燥、牙龈肿痛、口臭、口腔溃疡、便秘、目赤肿痛等上火症状。

春天容易上火，主要有两个原因：一是冬天进补，常吃火锅、牛羊肉等温补的食物，到了春天自然界万物复苏、阳气上升，容易扰动肝、胃蓄积的内热而出现"春燥"；二是春天风大雨少，气候干燥，人体内的水分容易通过出汗、呼吸而大量流失，从而出现上火症状。

◎ 柠檬菊花茶滋阴润燥防上火

上火了自然就得"灭火"。怎么灭？火有心火、肝火、肺火、胃火等。要想灭火，首先要搞清楚哪里着火了，否则火是扑不灭的。

春天肝当令，容易肝阳上亢出现上火，再加上冬天进补，肝、胃积热，所以重点在于清肝火、除胃热，这方面菊花是不错的选择。

菊花性微寒，味苦、甘，入归肺、肝经，《本草纲目》中说它"具有散风热、平肝明目之功效"，对干燥火旺而导致的痤疮、咽喉发炎肿痛、外感风热、头痛、口腔溃疡、便秘、眼睛疲劳肿胀等有比较好的疗效。

菊花不仅能清肝火，对胃肠积热引起的便秘、口腔溃疡、口臭等也有不错的改善作用。菊花不仅可以泡茶喝，还可以用来煮粥，做成菊花糕，或者是搭配苦瓜做凉菜，可清凉可口、祛热除烦。

春天干燥上火，可以用菊花搭配柠檬泡茶饮用。

☕ 柠檬菊花茶

成分： 柠檬1个，菊花4朵，蜂蜜适量。

用法： 1.柠檬用水打湿，表面抹上一层盐，轻轻摩擦片刻，用水洗净切成片。

2.杯中放入菊花、柠檬片，注入开水，稍凉后加入蜂蜜，搅拌均匀即可饮用。

功效： 清肝明目，清热解毒，润肠通便，对干燥上火引起的咽喉肿痛、口腔溃疡、便秘、眼睛肿胀，以及肝阳上亢引起的高血压等有一定的作用。

这款茶里不仅有菊花，还有柠檬和蜂蜜。柠檬具有生津润燥、促进消化的作用，有助于清除胃热；蜂蜜是润燥的佳品，能有效改善干燥上火引起的便秘等问题。

◎ 清淡饮食，过不上火的好生活

春天天气干燥，饮食宜清淡一些，多吃荠菜、马齿苋、竹笋等应时鲜蔬以及新鲜的水果，以生津润燥、清除内热。

青色入肝，青绿色的蔬菜有助于肝气的升发，还能清解内热，西兰花、芹菜、菠菜、莜麦菜等都是不错的选择。

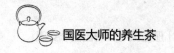

节日大快朵颐，山楂荷叶茶消食解腻护肝胃

立春前后正好是春节，而吃喝玩乐无疑是春节假期最大的主题。节日期间，人们欢聚宴饮，多吃鸡、鸭、鱼、肉等肥甘厚味，蔬菜、水果吃得很少。不少人刚结束完这一餐，就奔跑下一个"战场"继续开吃、开喝。

过节的时候暴饮暴食，吃大量肥甘厚味，最受伤的就是脾胃，它们面临的消化任务很重，经常超负荷工作。现在年轻人的生活都离不开电脑，电脑用久了反应速度会变慢，人的脾胃也是一样，节日里的负担拖累了它们的功能，会使人出现消化不良、食欲不振、看见食物就反胃等"节日综合征"。《黄帝内经》中就说："数食甘美而多肥，肥则令人内热，甘者令人中满。"节日里的大快朵颐还会使身体陷入湿热的泥沼，使人出现口臭、胃痛、腹胀、泛酸、牙龈肿痛、口腔溃疡等上火症状。

节日里宴饮、聚会本是放松身心、联络感情的好时机，但也要注意保护好脾胃。不妨用食物来理气健脾、解腻消食，可以喝些具有消食化滞、清热生津、和胃健脾功效的茶饮，比如山楂荷叶茶。

山楂和荷叶虽然看起来都很平常，但功效却不可小视。新鲜山楂酸甜可口，能刺激人分泌消化液，有消食导滞、增进食欲的作用。中医里常用山楂干品入药，用来治疗食积症。过节通常都是大鱼大肉，吃一些新鲜的山楂，有助于解腻消食。

山楂荷叶茶

成分： 焦山楂15克，新鲜荷叶1张。

用法： 山楂洗净，切片；荷叶洗净，切丝。将山楂、荷叶入锅，加500毫升水煎至300毫升，去渣取汁饮用。每日2剂。

功效： 健胃消食，清热解毒，醒脾宽中，能缓解恶心、反胃、腹胀、食欲不振等不适。

荷叶也是常用的中药，能醒脾开胃、促进消化；荷叶味苦，苦能清热生津，有助于清除肥甘厚味造成的湿热。

山楂荷叶茶不仅适合在过节的时候饮用，夏天如果觉得胸闷、恶心、烦躁，适当饮用也能起到理气宽中、清热消暑、清心除烦的作用。

温馨小提示

喝酒多，多吃山楂保护肝脏

节假日里大鱼大肉、觥筹交错固然快乐，却苦了肝脏。肝脏是人体最大的解毒器官，酒精要在肝脏代谢，酒喝多了难免损害肝脏。山楂有消食导滞、活血化瘀的功效，能起到保护肝脏、预防脂肪肝的作用。用山楂泡茶喝，对肠胃、肝脏都很有好处。

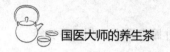

剪不断的伤春愁绪，玫瑰茶助你解郁

在古代有一种说法："女子伤春，男子悲秋。"其中"女子伤春"是说在春天的时候，女子特别容易抑郁，频生伤感。

春天属阳，是升发的季节，也是一个从阴到阳的过渡阶段；而女子属阴，能接春天阳气，体内的阳气逐渐上升，向外发散，其表现就是感情的勃发，所以叫"怀春"，春心萌动而不能得以释怀，就会出现"伤春"之愁郁。

其实，"伤春"不是女子的专利，春天是新一年的开始，但凡心思敏感的人常觉得时光飞逝，所以很容易出现感伤情绪。而且春季气候多变，气压较低，阴雨比较多，也会使人的心情"感冒"。

◎ 玫瑰茶疏肝解郁、活血调经，让你不再烦恼悲伤

"伤春"，其实就是肝气郁结、情志不舒的表现，需要疏肝解郁，可以选用玫瑰花来调理。

玫瑰花具有行气解郁、活血祛瘀、调经止痛、美容养颜的功效，对肝气郁结引起的情志抑郁、心情烦闷、月经不调、痛经、胃痛、食欲不振、皮肤粗糙等有缓解作用。

明代卢和在《食物本草》中说："玫瑰花食之芳香甘美，令人神爽。"玫瑰营养十分丰富，含有多种微量元素，维生素的含量非常高，可以用来制作各种茶点，如玫瑰糖、玫瑰糕、玫瑰饼、玫瑰茶等。经常饮用玫瑰茶，能缓解伤春愁绪，使人心情舒畅。

玫瑰茶

成分： 玫瑰花蕾（干）3~5朵，蜂蜜适量。

用法： 玫瑰花蕾用清水冲洗一下，放入杯中，加入沸水冲泡5分钟，晾温后加蜂蜜调味即可饮用。每日1剂。

功效： 疏肝解郁，理气活血，调经养颜。

◎ 夜卧早起，顺肝气、畅情志

《黄帝内经》里说："春三月，此谓发陈……夜卧早起……以使志生。"意思是说，春季是阳气生发的季节，这时候人应该晚睡早起，有助于畅达情志，使人心胸变得宽广。

人们常说养生要早睡早起，但春天养生却需要背道而驰，要晚睡早起。因为春天充满了生发之气，昼夜时间发生了变化，白天变长而晚上变短，故而我们要顺应季节，适当将白天的工作延长，将晚上睡觉的时间缩短，使阳气升发出去。阳气得到升发，全身气机顺畅，肝气也就舒畅了，人的精神情志自然也舒畅了。

不过，夜卧早起也不能过头，还是要保证睡眠时间，一般建议在晚上11点左右睡觉，清晨6点左右起床。

清晨起床的时候，伸伸懒腰，能使身体舒缓、精神轻松。穿上宽松的衣服到院子里散散步，呼吸新鲜的空气，对一天的精神状态都有助益。而且还能让你感觉原来春天的早晨如此美好，自然就不会有"伤春"的情绪了。

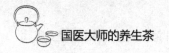

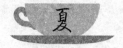

炎炎夏日，来杯绿茶清热又消暑

夏季除了炙热的骄阳，空气里还充斥着潮湿的空气，身体稍动就会大汗淋漓，体力消耗大，精神不振，容易中暑。很多人经常喝冰镇饮料解渴，结果越喝越渴。其实，饮料含糖过多，不但不能解渴，多喝还容易造成肥胖。夏季最好的饮料当属绿茶。

◎ 夏饮绿茶好消暑

"寒者热之，热者寒之"，寒可清热，绿茶属于未发酵茶，性质寒凉，最能祛火消暑、生津止渴、消食化滞，夏季每日坚持喝1~2杯绿茶，可起到清热解暑、预防上火的作用。绿茶的种类有很多，常见的有西湖龙井、洞庭碧螺春、峨眉竹叶青、黄山毛峰等，都是夏季清热消暑的佳品。

峨眉竹叶青　竹叶青茶味道清香可口，可以解渴消暑、清热解毒、利尿消肿，适用于暑热、胃热、心火旺引起的干渴、咽喉肿痛、目赤肿痛、小便赤黄、心烦气躁等症，对水肿也有较好的缓解作用。

洞庭碧螺春　碧螺春具有清热燥湿、解毒泻火的功效。碧螺春含有大量的咖啡因，办公室白领每天中午饮用一杯碧螺春，有助于消除大脑疲劳，提高工作效率。

西湖龙井　西湖龙井含有的氨基酸、儿茶素、叶绿素、维生素C等成分均比其他茶叶多，最显著的功效就是清热利尿，还能提神、生津止渴，非常适合夏季饮用。

黄山毛峰 黄山毛峰具有清利头目、清热排毒等功效，还能促进血液循环、降低血糖、增加血管弹性，并有一定的防癌抗癌作用，非常适合办公室白领、三高人群饮用。

◎ 中午一杯绿茶，一下午都神采奕奕

夏季人体出汗多、消耗大，中午身体如果得不到足够的休息，人就会精神不振，疲乏异常，影响下午的工作。这时喝一杯微温的绿茶，苦后回甘，能使人精神振奋，保持良好的状态。

夏季喝绿茶，可根据需要添加一些其他茶材。如消化功能不好、经常腹胀的人，可以加一些山楂、荷叶，以促进胃酸分泌，改善消化功能；有轻微中暑症状的人，可以添加金银花、菊花，清热泻火、消暑生津的功效更显著；心火上炎导致心情烦躁、失眠时，可以加莲子心、酸枣仁，以养心除烦。

◎ 解暑更要喝热茶

炎炎夏日，冷饮自然大受欢迎，有的人听说喝绿茶有助于清热解暑，就把绿茶冰镇后喝。这些贪凉行为虽然能让人一时觉得透心凉，很舒适，但却吃进了寒邪，使身体有汗排不出来，还会刺激肠胃，容易腹泻、胃痛。

明朝御医龚廷贤在《寿世保元》中说："夏日伏阴在内，暖食尤宜。"所以夏天的时候，我们要尽量少吃生冷寒凉食物，喝茶也要尽量喝热茶。热茶有利于汗腺排汗，可以达到散热的效果，而且热茶能提高脾胃运化的能力，把水分运送到全身而起到消暑止渴的作用。

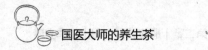

温馨小提示

　　说到绿茶，不少人会想到超市、商店里卖的瓶装绿茶。然而此绿茶非彼绿茶，千万不要混淆了。绿茶饮料添加了大量糖，虽然能解一时之渴，但过后会让人更渴，而且饮用过量还会造成糖分摄入过多，导致肥胖。

长夏漫漫身乏力，薏米绿茶帮你解除疲劳

　　长夏是指夏秋交替的时节，是人体阳气由释放向收藏过渡的阶段。阳气有推动的作用，身体各器官的运行都需要阳气的推动，长夏时节阳气开始闭藏，新陈代谢变慢，人体内的湿气就不容易运化出去。再加上长夏时天气炎热，地气上升，人体特别容易感受外界的湿邪，使身体内外湿气交困。

　　人体湿重最典型的表现就是浑身无力、身体困重，同时伴有脾胃功能不好、食欲不振、胖而无力、长痤疮等症状。因此，长夏要让身体变得有活力，祛湿很关键。

◎ 薏米绿茶健脾祛湿消水肿

　　脾主运化，脾健则身体运化水湿的功能就正常，因而祛湿的同时也要健脾。薏米就有健脾祛湿、利尿消肿的作用。

　　薏米也叫薏苡仁，有清热利湿、除风湿、利小便、健脾胃等功效，常用于

水肿、肺热咳嗽，以及风湿、湿热引起的各种症状。

薏米可以加大米、小米、红枣、红豆等食物一起煮粥，健脾养生效果很好。夏秋季节，用薏米搭配冬瓜、红豆一起炖汤，能消暑利湿、生津润燥。夏季湿困身体，人疲乏无力，可以用薏米搭配绿茶泡茶饮用，有较好的健脾、清热、祛湿作用。

☕ 薏米绿茶

成分： 绿茶3~5克，薏米一小把。

用法： 薏米放进锅里，用小火炒至微焦，然后跟绿茶一起放入茶杯里，冲入开水闷泡10~15分钟，晾温后饮用。每日1剂。

功效： 改善暑湿引起的身体乏力、困重、痤疮、食欲不振、精神萎靡等症。

◎ 这些生活细节能帮你"排湿"

1.改正坏习惯：经常坐在地板上、长时间待在空调房里、喝酒、饮食油腻辛辣等，都会招致湿邪，因此一定要杜绝这些习惯。

2.运动是祛湿良方：运动少的人常会出现身体沉重、浑身乏力的情况，就是身体里有湿气出不来。所以平时要多运动，哪怕是散步、慢跑等，都能促进身体器官的运行，加速"排湿"。

3.妙用食物祛湿气：除了薏米，冬瓜、红豆、扁豆、西瓜、鲫鱼、鲤鱼等食物也都有健脾祛湿的功效，平时宜适量多吃。红豆薏米粥、冬瓜薏米汤的祛湿效果很好，湿气重的人可每周食用3~4次。

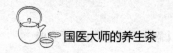

4.休息好才有活力：熬夜会使本应休息的身体器官仍然在工作，使包括脾、肾在内的器官都变得很疲惫，功能降低，运化水湿的能力也就下降，身体里的湿气也会加重。所以睡好也是祛湿的捷径。

温馨小提示 ◄

防湿邪不等于少喝水

有的人身体湿气重就不敢喝水，这是不对的。水是人体不可缺少的物质，缺水会使身体疲劳，新陈代谢缓慢，出现干渴、咽喉肿痛、口腔溃疡、便秘等上火症状。每人每天要保证喝 2 升水，正常量的饮水是不会造成湿气重的。

暑湿重胃口差，乌梅陈皮茶让你吃嘛嘛香

人在夏季的时候胃口会变差，很多人以为是天气炎热的缘故，其实胃口不好跟脾胃的健康有着重要的联系。脾胃是消化食物和运化营养、水湿的重要场所，如果它们的功能出了问题，胃口自然就会变差，吃什么都不香了。

水湿是影响脾胃功能的最大障碍，因为身体里的水湿多了，会增加脾的负担，使脾深受拖累。中医认为，脾胃互为表里，不能分家，如果脾受湿阻，胃也难逃厄运，以至于出现脾胃不和、胃口不好的症状。所以夏天要想胃口好，就要保护好脾胃，健脾祛湿。

◎ 常饮乌梅陈皮茶，理气健脾、燥湿和胃

夏天湿阻脾胃，人会胃口差、腹胀，很多人习惯吃一些健胃消食片来改善这种症状。其实，健胃消食也不必非得吃药，喝对茶也能起到消食的作用。比如可以经常喝乌梅陈皮茶，理气健脾、燥湿和胃的效果是很不错的。

乌梅陈皮茶

成分： 乌梅3颗，陈皮5克。

用法： 1.将陈皮、乌梅洗净，乌梅剪开，陈皮切丝。

2.陈皮、乌梅一起放入杯中，冲入开水，加盖闷泡10分钟左右，晾温后饮用。每日1剂。

功效： 燥湿健脾，行气和胃，开胃消食。适用于湿滞脾胃所致的食欲不振、消化不良、腹胀、恶心呕吐等症。

乌梅性温，味酸，入肝、脾、肺、大肠经，具有生津止渴、增进食欲、促进消化等功效。用乌梅熬煮成的酸梅汤自古就是消暑解渴的饮料。在北京，夏季的时候很多人都会买乌梅自己熬酸梅汤，放点儿白糖去酸，冰镇后饮用，十分清凉。

陈皮性温，味苦、辛，入肺、脾经，具有理气健脾、燥湿化痰的功效，常用于脾胃湿阻引起的腹胀、食欲不振，以及咳嗽痰多等症。在很多健脾燥湿、行气和胃的传世名方里，都少不了陈皮的身影。

用陈皮搭配乌梅泡茶饮用，既取陈皮健脾和胃、理气燥湿之功，又有乌梅生津止渴、促进消化、增进食欲之效，可有效改善夏季暑热、暑湿导致的胃口差现象。

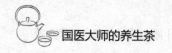

◎ 适当吃酸，生津止渴、增进食欲

有一个望梅止渴的故事，说的是三国时曹操带兵攻打宛城，路过梅林铺时正值中午，烈日当空，但找不到水源，全军都很口渴。为了不耽误行军，曹操灵机一动说"前方有梅林"，士兵们听后嘴里都流口水，一时之间也不觉得渴了，个个来了精神，加速前进，最后找到了水源。

很多人跟曹操的士兵一样，听到吃酸的东西，就会不由自主地流口水。这是因为酸的食物能促使神经中枢下达命令，使人分泌消化液、唾液。消化液、唾液都是促进消化、提高食欲必不可少的物质，所以夏天胃口差的人适当吃酸，能生津止渴、增进食欲。

苹果、猕猴桃、西红柿、山楂、火龙果等果蔬酸酸甜甜，都是夏天开胃不错的选择。另外，在做菜的时候加一些醋，也有助于开胃。

温馨小提示

胃口差莫要贪凉

很多人觉得夏季天热所以才会胃口差，于是贪凉喝冰镇饮料，吃凉菜、冰粥，这样反而会刺激脾胃，使脾胃受寒、功能降低，进而加重消化不良、胃口差的症状。夏季没有食欲，不妨"以热攻热"，吃温热的食物，保护好脾胃，脾胃健康才能吃嘛嘛香。

暑热烦闷，薄荷香茶给你好心情

夏天是生长的季节，是积蓄能量的好时机，人的心情也应该顺应生长的节奏，感到快乐放松才对。但事实常相反，很多人一到夏天总是觉得很烦闷。

夏季心情烦闷是心火旺的表现，这跟气候有着很大的关系。《黄帝内经》中指出："热生火。"夏天气候炎热，会使人大量出汗，阴津耗损过多，而夏季对应的脏腑是心，因而容易心火旺，再加上降雨多、湿气重，常使人觉得又湿又闷，就像"蒸桑拿"一样。身体不舒服，火气大，心情也会跟着变差，觉得烦闷。

◎ 饮薄荷香茶，一个夏天都凉丝丝的

要想心情好起来，轻松地度过炎炎夏日，其实一点儿不难。夏天很多人都喜欢用薄荷香型的沐浴露、洗发水、牙膏、润肤霜等，因为薄荷能让人觉得清凉，可以缓和暑夏的酷热，使人暂时平静下来。经常心情烦闷的人，也可以用薄荷来清心除烦。

薄荷具有疏散风热、清利头目、利咽透疹、疏肝行气等功效，常用于风热感冒、头痛、咽喉肿痛，以及腹胀、口臭、口腔溃疡、牙痛、麻疹等症的治疗。薄荷最大的特点就是辛香，辛香能解表散热，所以我们用薄荷香型的东西会觉得清凉，喝薄荷茶、吃薄荷粥，或者将薄荷叶含在嘴里，更是觉得清凉入心。

李时珍在《本草纲目》中记载："薄荷，人多栽莳。二月宿根生苗，清明前后分之。吴、越、川、湖人多以代茶，入药以苏产为胜。"可见薄荷入茶、

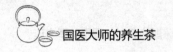

入药，古已有之。用薄荷茶漱口去口臭；用薄荷叶搭配香薷、淡竹叶等药材泡茶饮用，能清心除烦、清热消暑。

☕ 薄荷香茶

成分： 薄荷4克，香薷、淡竹叶各3克，车前草5克。

用法： 1.香薷、淡竹叶、车前草洗净，放入杯子中，冲入适量沸水，加盖闷泡5~10分钟。

2.放入洗净的薄荷，再盖闷5分钟即可饮用。每日1剂。

功效： 消暑清热，适用于暑热所致的胸闷烦渴、小便短赤等症。

香薷解表燥湿，淡竹叶、车前草清热利尿，与薄荷一起搭配，有很好的解暑、清热、除烦效果，非常适合暑热心情烦闷时饮用。

夏季还可以适当吃些瓜果，如西瓜、黄瓜、火龙果、柚子、梨、枇杷等，可生津止渴、清热除烦，还有助于稳定情绪。相反，辣椒、花椒、生蒜、大葱等辛辣燥热食物会耗损人体津液，导致心火上炎，出现心烦气躁、口腔溃疡、大便干结、失眠等症状，要避免食用。

◎ 睡得好，心情才好

作息不规律、经常熬夜的人，通常情绪也不稳定。因为休息不好，心得不到新能量的濡养，就会阴阳失和，出现心火旺的现象，使人变得烦躁。所以夏天的时候一定要睡好，每天至少保证7~8个小时的睡眠时间，有条件的最好午休10~30分钟。

白菊槐花茶，解暑护眼一举两得

夏季天气炎热，再加上饮食燥热、心情烦闷、睡眠质量差、休息不够等，容易生肝火。《黄帝内经》中说"肝开窍于目"，如果肝脏上火，最先表现在眼睛上，使人的眼睛变得干涩、发红、肿痛。这时不妨多喝白菊槐花茶，能养肝明目、清热消暑。

☕ 清暑明目茶

成分： 白菊花、槐花各5克，决明子10克。

用法： 上述三味药物洗净，放入杯中，冲入适量水焖泡10~15分钟，晾温后饮用。每日1剂。

功效： 清热祛暑，清肝明目，平肝降压。适用于眼睛疲劳、干涩，以及暑热所致的血压升高、心情烦闷等。

白菊花能治头目风热；决明子有清肝明目、凉血降压的功效，用决明子泡茶或做成枕头睡觉用，明目、降压的效果都不错；槐花有较强的清肝泻火、清热凉血的功效。长时间使用电脑的人，这款茶也是非常适合的。

需要注意的是，菊花、决明子、槐花性质都偏寒，体质虚寒、脾胃虚弱的人不宜大量饮用。

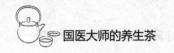

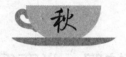

乌龙茶润燥，最适合秋季饮用

秋天秋高气爽，是个惬意的季节，不过秋季还一个特点，就是天气干燥，很多人会出现咽喉肿痛、干咳、口鼻干痒、皮肤干燥、大便干结、头痛等一系列症状，也就是中医里说的"秋燥"。

如果天气干燥，一直不下雨，湖泊里的水就会慢慢蒸发，逐渐干涸。人的身体也一样，如果不能及时滋阴润燥，秋燥就会耗损人体津液，使人出现阴虚上火的症状。所以秋季调养的关键在于滋阴润燥，宜适量多吃梨、柑橘、柿子、石榴、葡萄、大枣、荸荠、萝卜、银耳、百合、南瓜等食物，少吃辣椒、生姜、大葱、生蒜、花椒，以及油腻食物，防止燥邪加重。

◎ 秋饮乌龙可润燥

乌龙茶也就是青茶，属于半发酵茶，介于绿、红茶之间，性质不寒不热，温热适中，有润燥生津、清除体内积热的作用。秋天养生，适当饮乌龙茶能滋阴润燥，缓解秋燥症状。常见的乌龙茶名品有福建乌龙、广东乌龙、台湾乌龙，其中以安溪铁观音、武夷大红袍最为著名。

安溪铁观音　铁观音滋味鲜醇高爽，回甘带蜜味，其香气清幽细长而持久，可谓"七泡有余香"。长期饮用铁观音茶，可润燥止渴、消除积热、消食积、消除疲劳、解酒解毒、延缓衰老。

武夷大红袍 武夷大红袍素有"茶中状元"之美誉，乃岩茶之王，堪称国宝，茶香气浓郁，滋味醇厚，饮后齿颊留香。大红袍除了跟一般的茶叶具有消除疲劳、提神益思、清除内热、消食解腻的保健功效外，还能防癌抗癌、降低血脂、延缓衰老。

◎ 饮乌龙茶也要看体质

秋季饮用乌龙茶最佳，但并不是绝对的。比如体质偏热、有阴虚火旺症状的人，可以将清热祛火、生津止渴的绿茶与乌龙茶穿插着饮用；寒性体质，而且怕冷、经常手脚冰凉的人，天气变凉后就可以适当饮用一些性质温热的茶饮；肺燥、肺热严重的人，可以在茶里加罗汉果、鱼腥草等清热润肺之品；感受温燥而感冒、发热、咳嗽的人，可以适当用金银花、菊花、薄荷泡茶饮用。

另外，网上流传说，每天喝2升乌龙茶能减肥。这是不科学的。乌龙茶的确有助于减肥，其含有较多的单宁酸，单宁酸可促进脂肪代谢，减少脂肪的堆积。想瘦身的人，可以适量饮用，配合饮食、运动，就能很快瘦下来。但是，一天也不要超过10克。因为过量饮用，会使大脑兴奋、肠胃受刺激，出现失眠、胸闷、腹痛、腹泻等不适症状。

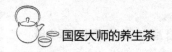

秋燥干咳，桑菊茶可宣肺止咳

进入秋季后，气温逐渐下降，昼夜温差加大，而且气候愈发干燥，空气中水分匮乏。在这样的气候条件下，就很容易发生咳嗽。

中医认为，秋季燥邪当令，而肺脏为娇脏，主气而司呼吸，直接与自然界大气相通，且外合皮毛，开窍于鼻，燥邪很容易从口鼻、皮肤、毛发等侵入到肺脏中，从而伤及肺阴，影响肺气的宣发、肃降，继而导致咳嗽的出现。

对于秋燥引起的干咳，调养的重点在于清热润肺，以清肺热、润肺燥。桑叶又名"神仙草"，是秋季清肺润燥的佳品，是许多治疗干咳的名方中不可或缺的一味良药。其性寒，味甘苦，入肺、肝经，具有疏散风热、清肺润燥、平抑肝阳、清肝明目等功效，常用于风热感冒、肺热咳嗽、温病初起，肝阳上亢导致的眩晕、视物昏花、头重较轻、烦躁易怒等症。

秋季经常干咳，可以用桑叶搭配菊花、杏仁一起泡茶饮，效果很明显。

> ### 桑菊茶
>
> **成分：** 桑叶10克，菊花6克，杏仁3克。
>
> **用法：** 桑叶、菊花、杏仁洗净，放入杯中，冲入开水加盖闷泡10分钟左右，晾温后饮用。每日1剂。
>
> **功效：** 清肺热，润肺燥，宣肺止咳，适用于风热、燥热导致的咳嗽、咳喘。

这款茶主料是桑叶，还加入了菊花、杏仁，虽然它们的用量较少，但它们可是桑叶的"肱股之臣"，不可或缺。菊花具有疏风清热、解毒润燥的功效，是清肝、肺、胃之火的常用药；杏仁具有润肺、平喘的功效，常用来治疗咳嗽、痰多、气喘等症。二者与桑叶搭配，清热润肺、止咳平喘，是缓解秋季干咳症的不二良品。

秋季干咳，往往伴有喉咙干痛的症状，如果较严重，可以在桑菊茶里加点儿蜂蜜。蜂蜜有补中益气、润燥止咳的作用，是秋冬防燥滋补的天然食品。肺燥咳嗽、肠燥便秘，都可以用蜂蜜来调养。

另外，秋季干燥，我们应该多吃一些具有滋阴润肺作用的食物，如梨、甘蔗、荸荠、火龙果、百合、川贝、菊花、蜂蜜以及新鲜的蔬菜。同时，要避免吃辛辣刺激性的食物，如辣椒、蒜、葱等，这些食物不仅会刺激咽喉，加重咳嗽，还会耗损体内的津液而加重肺阴受损、肺气不宣、肺失肃降的情况。

口干舌燥，麦冬茅根茶可生津润燥

秋季是寒暑交替的季节，经过几个月的酷暑之后，人体会因为长时间的耗气伤津，机体容易失调，再加上秋天气候干燥，空气中水分降低，身体补充的水分远远跟不上身体散发的水分，所以容易阴虚燥热，出现口干舌燥的症状。

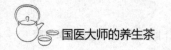

◎ 麦冬是生津润燥的好药材

秋季防燥润燥最应该做两件事：一是补，即生津；二是防丢失，即润燥，防止燥邪伤津。在众多中药里，最平常不过的麦冬就是生津润燥的好帮手。

麦冬茅根茶

成分： 麦冬20克，白茅根15克，蜂蜜适量。

用法： 将麦冬、白茅根水煎，去渣后晾温，加蜂蜜拌匀，代茶饮用。每日1剂。

功效： 清热生津，润燥养肺，适用于肺胃热证、口干舌燥、咽喉干痒、干咳痰黏、烦躁不安者。

麦冬又叫麦门冬、门冬，性微寒，味甘、微苦，入心、胃、肺经，具有养阴润肺、清心除烦、益胃生津、清热止咳等功效，常用于肺热造成的咽喉干痒、干咳痰粘，以及热病伤津、肠燥便秘、心情烦躁等症。麦冬是养阴的良药，常泡茶饮用，对健康十分有益。

这款茶里除了有麦冬之外，还使用了白茅根，白茅根性寒，味甘苦，入肺经、胃经、小肠经，具有清热解毒的功效，可帮助泻掉人体的燥火；蜂蜜具有润燥、通便的功效，能促进肠胃蠕动，使身体实火随粪便排出体外，从而起到润燥清热的作用。

秋季燥邪进入身体里，侵害肺脏，而肺主皮毛，皮肤受到肺的燥气"烘烤"，水分蒸发，所以人的皮肤也会变得干燥，容易脱皮。可适当吃点儿冰糖炖银耳之类具有润燥功效的食物，能滋阴润肺，对秋季肺燥引起的干咳、皮肤干燥、口舌干燥，以及阴虚久咳等症都有一定的效果。

◎ 清淡饮食助排"火"

过量食用辛辣刺激、肥甘厚味食物，会造成食物积滞体内而形成内热，热伤津，自然就会上火，觉得口干舌燥。所以秋季饮食要以清淡为主，多吃富含膳食纤维的蔬菜、水果和粗粮，保持大便通畅，使"火"顺利排出体外。

悲秋伤肺，饮菊花玫瑰茶清肺解郁

我们读古人的文章，经常看到伤春悲秋的词句，"自古逢秋悲寂寥"，文人墨客生点儿悲秋情绪倒也正常。

秋天温度适宜，本是一个收获的季节，为什么令人哀伤呢？按照我国古代的五行学说，五脏中的肺属金，七情中的悲属金，而秋也属金，故而在秋天，尤其是秋雨连绵、草枯花谢、冷风萧萧之时，人们总是容易产生伤感情绪。

此外，"一场秋雨一场寒"，气温的骤然变化也会影响到人体的内分泌功能，使人情绪低落、注意力难以集中，甚至发生心慌、失眠、多梦、心情抑郁不舒等情况。

◎ 菊花玫瑰茶，养肝护肺一箭双雕

秋内应于肺，肺在志为悲，悲易伤肺。我们还常见到，有时一个人悲哭过度过久，全身软得像面条一般，旁边人拉都拉不起来，这就是全身之气都因为

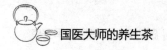

肺气损伤而生虚损。

另外，长期的精神抑郁也会导致肝脏气血失调，影响肝的疏泄功能。因此，秋季精神养生，既要养肺，也要护肝。菊花玫瑰茶就能满足这个要求，肝、肺皆养，秋季常饮有助于缓解悲秋情绪，使心情明朗舒畅。

菊花既可沏茶饮用，也可烹饪食用，还是一味疏散风热、清热养肝的良药。秋天是菊花盛开的季节，也是用菊花泡茶、食用菊花的大好季节。

玫瑰是药食同源之品，是疏肝解郁的能手。不论是伤春还是悲秋，经常用玫瑰泡茶饮用，都有助于调节情绪，舒畅心情。

茉莉花性温，味苦、辛，具有理气开郁、调胃和中、安神助眠等功效。心情不好、睡眠质量差的人可经常用茉莉花泡茶，闻着花香，品着茶香，能让人心神安定、神经放松。

☕ 菊花玫瑰茶

成分： 菊花12克，玫瑰花、茉莉花各4克。

用法： 将菊花、玫瑰花、茉莉花放入杯中，用沸水冲泡，加盖焖泡几分钟，代茶饮用。

功效： 清肺热、疏肝郁、提神醒脑，有助于改善情绪低落、心烦易怒等症。

这款茶可清除肝肺之火、疏肝气、润肺燥、安定心神、舒畅神志。在黄叶凋零、秋雨绵绵的日子里，泡上一壶菊花玫瑰茶，看花朵绽放，闻清幽茶香，能让人感觉心情舒缓。

◎ 笑能宣肺，爱笑的人不忧愁

中医里有"常笑宣肺"的说法，笑可以说是最便宜有效的养肺方法了。笑对机体来说是最好的一种运动，不同程度的笑对呼吸器官、胸腔、腹部、内脏、肌肉等都有适当的协调作用；尤其是对呼吸系统来说，大笑能使肺扩张，人在笑时还会不自觉地进行深呼吸，帮助清理呼吸道，使呼吸通畅。

另外，人在开怀大笑时，可吸收更多的氧气进入身体，随着流畅的血液行遍全身，让身体的每个细胞都能获得充足的氧气，所以说笑能宣肺，喜悦可以冲走忧伤。

清晨锻炼，若能开怀大笑，可使肺吸入足量的清新空气，呼出废气，促进血液循环，从而使得心肺气血调和。

从五脏关系的角度来看，经常笑可以使人心情舒畅，有助于保持心平气和，心火不旺。心属火，肺属金，火克金，心平气和，能避免心火旺而伤肺。而且笑则气缓，每天多笑笑，悲伤的情绪自然也就被抑制住了。

◎ 悲秋伤怀的人，不妨吃点儿"忘忧草"

在日常生活中，有一种食物有解郁、安神、调节低落情绪、缓解失眠的作用，它就是黄花菜。

黄花菜学名萱草，早在《诗经》中就有记载：古代有位女性，因思念远征的丈夫，于是在院中栽种萱草以解忧愁，从此萱草就有"忘忧草"之称。嵇康《养生论》里说："萱草忘忧。"白居易的诗歌里也说："杜康能散闷，萱草解忘忧。"

秋天适当吃一些黄花菜，在炖汤的时候加一些，或者是泡发后煮熟，加黄瓜、香菜、盐、香油拌匀，既美味可口，又能解郁安神。

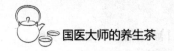

饮党参红枣茶，健脾益气防秋乏

谚语有："春困秋乏夏打盹，睡不醒的冬三月。"一到秋天，很多人开始犯困，常觉得大脑昏昏沉沉的，而且出现身体乏力的状况，这就是"秋乏"。

秋乏是一种自然现象，这是因为酷暑时身体大量出汗，体能过度消耗，秋天气候凉爽宜人，人体出汗减少，身体逐渐进入休整状态，一些潜伏在夏季的症状就会出现，继而使身体产生一种莫名的疲惫感，就如病后初愈的人总觉得睡不够、疲惫乏力一样。

◎ 党参红枣茶，可益气解乏

秋燥伤阴耗气，容易导致气虚。气是生命活动的原动力，气不足则四肢无力、精神疲惫、少言懒语。另外，酷暑时人们贪凉，体内暑湿比较重，而暑湿最易伤脾，脾主肌肉，主管人体四肢肌肉的活动，当脾被暑湿困住后，人就容易感到疲乏，这种疲乏状态在秋季人体进入休整时表现得尤为明显。因此，要赶走秋乏，使精神饱满，身体恢复活力，关键在于健脾益气，红枣党参茶就有这个作用。

党参、红枣都是补气良药。《本草从新》记载党参能"补中益气，和脾胃，除烦渴"，《本草纲目拾遗》谓其"治肺虚，益肺气"，常用于脾肺气虚、气血不足的调养。

红枣具有补中益气、养血安神、缓急和中等功效，常用于倦怠乏力、食欲不振、消化不良、面色苍白或萎黄、心神不宁、烦躁不安等症。

🍵 红枣党参茶

成分： 红枣5枚，党参10克。

用法： 党参洗净切片，红枣洗净去核，一起放入杯中，冲入沸水，加盖闷泡10分钟。代茶饮用，每日1剂。

功效： 补肺健脾，益气养血，适用于秋季脾肺气虚导致的倦怠、乏力、嗜睡等症。

◎ 早卧早起，睡眠好精神才会好

《黄帝内经》里说："秋三月……早卧早起，与鸡俱兴。"夏天昼长夜短，天气闷热，很多人长期睡眠不足。入秋之后，天气变凉，就应该改变夏季晚睡的习惯，顺应大自然的变化，收敛气机，尽量在晚上10点前入睡，使阳气内收，并要早起，使肺气得以舒展，身体进入备战的状态，这样就能防止白天犯困。

感到困乏时可有意识地伸几个懒腰，伸懒腰可促使气血流向四肢及身体各处，使身体的各个组织器官都得到充足的动力，人就会变得精神。

养生小常识

党参、人参，谁更补

党参的功效与人参相似，但又有区别：党参多用于倦怠乏力、精神不振、声音低沉、气短喘气等肺气虚弱症，以及四肢无力、食欲不振、大便稀溏等脾胃气虚证。党参性质平和，一般的虚证都可以用党参来调理。人参药效比较猛烈，一般用于比较严重的虚证。人参温补作用较强，不宜长期进补，否则容易导致心慌、口干舌燥等上火症状。

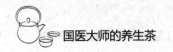

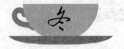

红茶驱寒暖身，冬季必备

《黄帝内经》中说："冬三月，此谓闭藏……去寒就温，无泄皮肤，使气亟夺，此冬气之应，养藏之道也。"意思是说，冬天的三个月是万物生机闭藏的季节，要远离严寒，靠近温暖，以避免阳气大量丧失，这是顺应冬气、养护人体闭藏机能的养生之道。简而言之，冬天寒冷，暖身驱寒是第一要务。

秋冬时节，随着天气逐渐寒冷，人体生理功能减退，阳气减弱，对能量与营养要求较高。此时若再饮绿茶、白茶等性质偏寒的茶叶，容易损耗身体阳气，使人变得更怕冷。而红茶甘温，有助于养阳气、暖胃、祛寒，冬天的时候经常喝上一杯暖暖的红茶，能让人的身体暖起来。

很多女性到了冬天就会出现手脚冰凉、全身发冷的症状，适量喝一些红茶，有助于增强身体对寒冷气候的适应能力，预防感冒。

◎ 冬令进补不怕胖，喝红茶消食解腻

中医讲究"天人相应"，自然界万物"春生、夏长、秋收、冬藏"，人类到了冬天也会进入封藏阶段，这时候进补，营养物质易于吸收蕴蓄，因而民间有"今年冬令进补，明年三春打虎"之说。但是，冬令进补的度把握不好，就很容易补过了，过于滋腻厚味，脾胃消化不好就容易发胖、上火。红茶具有去油腻、帮助肠胃消化的作用。日常饮食感到油腻和胃胀的时候，适当多喝一些

红茶，可以减少油腻，促进消化，有效防止进补太过。

◎ 常饮红茶，冬三月不打盹

冬季天气寒冷，寒伤阳气，人体容易出现阳气不足的现象，人一旦阳气不足就会感到没有精神、容易困乏。很多人一到冬天没精打采、哈欠连天，一副睡不醒的样子，就是这个原因。

红茶性质温润，冬季适量饮用，能起到温阳的效果。如果能搭配黄芪、红枣等补气的药物，补阳气的功效会更加显著，再加上红茶的提神作用，经常饮用，有助于改善阳气不足所致的睡不醒状态，使人思维更加敏锐，注意力集中。

◎ 红茶加牛奶，宜还是忌

很多人喜欢喝红茶的时候加上牛奶，喝起来味道香醇。但现在有研究指出，红茶加牛奶，会降低红茶的营养价值。也有研究发现，红茶加牛奶，可减少红茶中的草酸成分，避免草酸积聚过多而形成肾结石。那么，到底红茶加牛奶科不科学呢？

红茶加牛奶，其所产生的化学反应是在特定情况下如超大量食用、实验室等情况下产生的，在日常生活中，没有必要过度关注两者搭配之后造成的营养损失和影响。凡事都有一个度，吃喝也一样，适量即可，红茶加牛奶，如果你喜欢，只要不过度饮用即可。

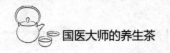

祛寒防病，常喝杏桃姜茶

气血为身体各组织器官提供营养，并将人体的废弃物运出去。人体的气血得温而行，遇寒则凝。如果气血凝滞的情况得不到改善，就像交通堵塞一样，气血运行就会越来越慢，组织器官需要的营养运不进来，不需要的有害物质又运送不出去，最终导致气血淤积，各组织器官功能下降，失常严重时就会导致疾病的发生。

另外，寒邪耗损阳气，身体阳气不足，免疫力就会下降，当病毒侵袭时就特别容易生病，所以人们常说："寒是百病之源。"因此，冬季防病保健，祛寒保暖是第一要务。

◎ 杏桃姜茶，每天一杯防寒祛寒

每当淋雨或感染风寒时，家里有老人的总会熬上一碗姜汤，让我们趁热喝下。这是前人积累下来的经验，取的就是生姜驱寒的功用。冬季天寒地冻，生姜可以说是祛寒暖身的不二选择。

生姜性温味辛，具有解表散寒、温中止呕、温肺止咳、解毒的功效，常用于风寒感冒、脾胃虚寒、胃寒呕吐、肺寒咳嗽等症。冬天气温低，人容易感冒，用生姜茶散寒是很合适的，也可以加入杏仁、桃仁等，不仅能防寒，还能预防冬季感冒咳嗽。

杏桃姜茶

成分： 杏仁15克，桃仁30克，生姜10克，冰糖适量。

用法： 将杏仁、桃仁、生姜捣烂，再加冰糖，放入杯中，冲入沸水加盖闷泡10~15分钟，趁热饮用。每日1剂，风寒感冒者需要连服至痊愈。

功效： 驱寒，暖身，润肺，开胃，适用于风寒感冒、咳嗽痰多、食欲不振等症。

杏仁具有止咳平喘、理肺润肺、祛除风寒的功效，是秋冬防治风寒的一味良药；桃仁有活血祛瘀、润肠通便、止咳平喘的功效，常用于闭经痛经、肠燥便秘、咳嗽气喘等症。

杏仁、桃仁与生姜搭配泡茶，祛寒、暖肺胃效果显著。容易感冒的人，手脚冰凉、全身怕冷、虚寒痛经的女性，冬天的时候可以常饮这道茶。但这道茶性质偏热，体质偏热、阴虚火旺的人不宜饮用，以免加重内热症状。

◎ 用生姜水泡脚，冬天不再难熬

很多女性一到冬天就觉得手脚冰凉，浑身怕冷，容易感冒，一遇到寒气就咳嗽，这种情况多半是寒性体质，可以常用生姜水泡脚。

取生姜30~50克，洗净后切片，加3000毫升水煮沸，晾温后用泡脚，每天睡前泡15~20分钟。然后饮用一杯温开水。

生姜温辛，过量食用会耗损津液，出现口干舌燥、口疮、大便干结等上火症状，所以体质偏热、易上火的人不宜多吃，也不可经常用生姜水泡脚，否则会进一步加重身体津液虚亏症状。

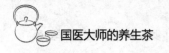

胃受凉难受，喝老姜茶能温中养胃

天气寒冷的时候，有的人常觉得胃痛，不舒服，喝杯温开水，或者拿热水袋敷一下就缓解了。其实，这是胃受凉的表现。冬天气温低，身体受到寒冷刺激后胃酸分泌增加，胃就容易发生痉挛性收缩，从而出现疼痛，如果不注意保暖，疼痛会加剧，所以寒冬是胃病的高发期。最好的预防办法就是暖胃养胃。

◎ 老姜茶暖胃祛寒，胜过人参汤

老姜看起来是很不起眼的东西，但却"胜过人参汤"。老姜也就是姜母，在立秋之后收获，皮厚肉坚，味辛辣，有解表散寒、温暖肺胃、活血解毒等功效。冬天做菜的时候，加点儿老姜能开胃、暖胃。用老姜泡茶喝，也可以暖胃祛寒。

☕ 老姜茶

成分：老姜100克，红糖150克。

用法：将老姜捣汁，去渣，加入红糖，冲入适量开水，搅匀，晾温后饮用。早晚各1次，2~3天服完。

功效：温胃散寒，适用于因胃部受寒或过量食用生冷食物引起的上腹部发凉、腹胀、胃痛等症。但糖尿病人不宜饮用。

姜和红糖是很好的搭档，红糖也有暖胃的功效，同时还有助于补充铁质，活血祛瘀，调经止痛。冬天胃寒、寒性痛经的女性适量饮用老姜茶，坚持一段时间，就能将身体里的寒邪赶走了。

养生小常识

生姜、老姜和干姜

生姜就是鲜姜，皮薄肉嫩，味淡薄，性微温，味辛，可用来发散风寒，预防感冒。

老姜俗称姜母，是生姜留下来做种用的，皮厚肉坚，味道辛辣，可以说是老生姜。老姜功效跟生姜差不多。

干姜是生姜洗净切厚片或块，晒干或微火烘干后制成的。其性热，味辛，恢复阳气的效果显著，祛寒的效果要比生姜、老姜强。

◎ 吃好喝好，保"胃"健康

胃相当于人体的仓库，吃进身体里的食物都要先保存在胃里，经过胃的消化吸收，才能变成营养运送到其他组织器官。如果总吃辛辣、刺激、肥腻食物，或者经常暴饮暴食、贪吃冷饮、冷食等，都会使胃不堪重负。要想胃健康，最好做到以下几点：

1.三餐定时定量。到了进餐的时间，不管肚子饿不饿，都要主动吃饭，每餐食量适度，只吃七分饱，改掉"废寝忘食""看到美食停不下嘴"的饮食习惯，使胃保持有规律的运动。

2.饮食不烫不凉。少吃生、冷、硬的食物，这类食物进入胃部之后，都会刺激胃黏膜引起胃病。平日饮食应不烫不凉，温度适宜，软硬适度。

3.吃饭要细嚼慢咽。狼吞虎咽会增加胃的负担，也不利于消化液的分泌，所以吃饭的时候要充分咀嚼食物，使食物尽可能地变细，容易消化。

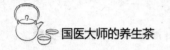

天冷血压波动大，喝点儿山菊茶

冬季寒冷，人体需要聚集热量，再加上大量进补，就会使体内的热郁积，肝火也就产生了。肝火旺的人往往容易出现肝阳上亢，使血压产生波动。另外，冬季天气寒冷，血管遇寒收缩，也会导致血压升高。所以冬天的时候，高血压人群要特别注意，应维持血压稳定。

◎ 常饮山菊茶，降压又降脂

说到降压，日常生活中就有两样食物有不错的降压效果：一是山楂；二是菊花。

山楂性微温，味酸甘，入脾、胃、肝经，具有消食健胃、活血化瘀、收敛止痢的功效。适量吃一些山楂，可使血管里瘀滞的气血运行通畅，有助于血管扩张，从而起到降血压的作用。

菊花具有清热解毒、清肝明目、疏散风热的功效，常用于肝阳上亢引起的高血压、头晕目眩，以及风热感冒、疮痈肿毒等症。肝火旺的人常用菊花泡茶饮用，能清肝火、养肝护肝。

将山楂与菊花一同泡茶饮用，对稳定血压非常有益。

山菊茶取山楂之消食化滞、活血化瘀和菊花之清肝明目、清热解毒之效，不仅可以降压，还可以促进身体排出废物，起到降低血脂、减肥瘦身的作用。冬季进补，容易使多余的热量淤积体内而导致肥胖，适量饮山菊茶，也可以促进消化，预防肥胖。

🍵 山菊茶

成分： 山楂30克，菊花、茶叶各5克。

用法： 将山楂、菊花、茶叶洗净，放入杯中，冲入沸水闷泡
10~15分钟，代茶频饮。每日1剂。

功效： 活血化瘀，清肝火，降血压，降血脂。

需要注意的是，食物毕竟不是药物，不能立刻见效，而且高血压属于慢性病，需要长期调理才行。所以，冬季饮用山菊茶来降低血压，并非一蹴而就的事情，坚持才会收到效果。

◎ 高血压患者冬季这样吃

1.每天喝适当的白开水或淡茶水。适量的水分有助于稀释血液浓度，使血液循环通畅，维持血压稳定。适当喝一些红茶，具有强壮心脏、扩张血管的功效，对稳定血压有益。

2.多吃鱼类，不吃或少吃红肉。鱼类食物，特别是深海鱼类，含有较多的不饱和脂肪酸，而猪肉、牛肉、羊肉等红肉含有较高的胆固醇及饱和脂肪酸。饱和脂肪酸会增加胆固醇的合成，加重高脂血症，对血压的控制也不利。而不饱和脂肪酸则有降低心脑血管病风险的作用。

3.控制盐的摄入。冬季血压波动大，要限制盐的摄入。高血压人群冬天每日盐的摄入量不要超过3克。

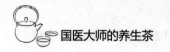

四肢关节冷痛，独活茶让气血畅通

天气冷了，四肢关节冷痛，大多数人以为这是正常现象，也有不少人把这些归结为气血不足，于是大补特补。其实，冬季四肢关节冷痛，有可能是关节受寒导致的，也有可能是关节炎复发。

不论是关节受寒，还是关节复发，都与冬天的气候分不开。冬天气温低，天气寒冷，关节部位气血受寒而凝滞，不通则痛，于是出现四肢关节冷痛、麻木、僵直等症状。

冬季防治关节炎，改善四肢关节冷痛的情况，关键在于防寒保暖，促进气血通畅。在这方面，独活是一味良药。

独活性微温，味辛、苦，入肾、膀胱经，具有祛风除湿、散寒止痛的功效，常用于风寒、风湿导致的关节疼痛、头痛等症。《本草汇言》中说："独活……祛风行湿散寒之药也。"冬季四肢关节冷痛，用独活泡茶饮用，可散风寒。气血得温而行，身体暖了，寒气散了，气血就会通畅起来，通则不痛，关节疼痛也就自然消失了。

除了独活，还有几味药对关节冷痛是很有效的，比如五加皮、威灵仙、羌活等。五加皮有祛风湿、补肝肾、强筋骨的作用，像风湿痹痛、筋骨痿软、体虚乏力之类的症状都可以用。对肝肾不足有风湿者最为适宜。

独活茶

成分：独活150克。

用法：将独活研成粗末。每次取30克，放在杯子中，冲入500毫升沸水，加盖闷泡15分钟后代茶饮用。1日内分数次饮完。每日1剂。

功效：祛风胜湿，散寒止痛。

威灵仙的功效也是祛风除湿，通络止痛。除了用于风湿痹痛，威灵仙对肢体麻木、关节屈伸不利也有独特的效果。

下面两款茶，关节冷痛、屈伸不利的人可以根据情况选用。

威灵仙茶

成分：威灵仙5克，花茶3克。

用法：用200毫升开水冲泡后饮用，冲饮至味淡。

功效：祛风湿，消痰散积，适用于腰膝冷痛、关节炎等。

五加归膝茶

成分：五加皮5克，当归5克，牛膝10克，花茶3克。

用法：用300毫升开水冲泡或用前三味药的煎煮液冲泡花茶，冲饮至味淡。

功效：祛风除湿，活血祛瘀，适用于鹤膝风、风湿性关节炎、四肢痹痛等。

第三章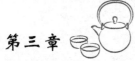

送给每个家庭成员的保健茶

　　不同的人，身体情况各异，养生保健重点也不同，喝茶也是如此。比如，老年人脾胃虚弱，消化功能不好，不适合饮用寒凉的绿茶，应多喝性质温和的乌龙茶或有温胃作用的红茶、普洱茶；经常熬夜的人要注意排毒和保护眼睛，宜适当饮用绿茶、菊花茶，等等。因人而养，喝对适合自己的那杯茶，才能真正达到防病养生的目的。

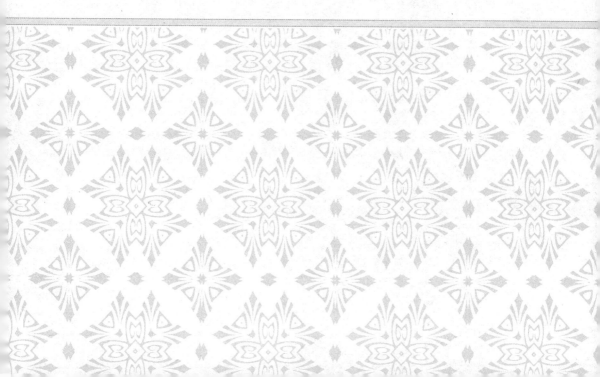

男性补肾壮阳，常喝杜仲红茶

　　肾是人的先天之本、生命之源，人体生命活动的基本物质都由它化生和储存，人的生长、发育、生殖、呼吸、消化、神志、骨骼等健康状况都与肾高度相关。肾好是健康长寿的前提，肾虚是百病丛生的源头。

　　相对于女性来说，男性肾虚的概率要高得多。这是因为：男性在生活中担负着比女性更多的生活压力、社会压力与家庭责任，故肾精的耗损会更大；男性出席社交场合的机会更多，接触烟酒的机会更多，相应地，肾精亏损也会比较多；随着年龄的增长阶段，尤其到了中老年，肾精会逐渐衰退，性机能与生殖能力也逐渐减弱，等等。所以，男性比女性更需要补肾。

◎ 男人肾虚，整个人都不好了

　　当男人肾虚时，会出现以下不适：

　　精神不振，周身无力。肾不好，体内的很多废弃物就排不出去，就会淤积在体内，使人精神萎靡、周身疲软无力。

　　腰痛、腰酸。肾脏的具体位置在脊柱两侧的腰部，男人肾虚容易出现腰痛或腰酸。

　　生殖功能下降。肾藏精，主生殖，人的生殖能力跟肾息息相关。如果男人肾虚，可出现阳痿、早泄、遗精、性欲冷淡等情况。

　　男人肾阳虚，肾的气化功能失效，可使身体水液输送受阻，易引发痰多、

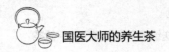

咳喘、痢疾、小便量多且浑浊等不适；男人若肾阴虚，津液生成不足，可出现口舌干燥、皮肤干燥、肺热等问题。

肾藏精，精舍志，肾精充足才能使头脑清晰、思维敏捷、意志坚强。如果男人肾虚，可出现耳聋、耳鸣，并伴有头晕目眩、腰膝酸软、五心烦热、记忆力减退、思维迟钝等症。

◎ 杜仲红茶滋补肝肾，强身健体

男人以肾为根，补肾可以经常喝杜仲红茶，以补肝肾、强筋骨。

杜仲红茶

成分： 杜仲叶12克，红茶3克。

用法： 将杜仲叶切碎，与茶叶一同包好，放入茶杯内用沸水冲泡10分钟即可。代茶饮用，每日1剂。

功效： 补肝肾、强筋骨，适用于肾肝阳虚引起的腰膝酸痛、阳痿早泄、尿频尿急等症。常饮可起到抗衰老、延年益寿的作用。

杜仲自古就被视为滋补要药，《神农本草经》将其列为上品，认为其具有补益肝肾、强筋壮骨、调理冲任等功效，可治疗肾阳虚引起的腰腿痛或酸软无力、阳痿早泄等症。现代药理研究发现，杜仲具有清除体内垃圾、加强人体细胞物质代谢、防止肌肉骨骼老化、平衡人体血压、降低脂肪等多种功效，非常适合男性补肾之用。

女子以血为本，莲子乌龙茶可养肝补血

女子以血为本，以肝为先天。肝主藏血，肝血足则面色红润，头发乌黑亮泽，肝血虚则面色苍白或萎黄，头发干枯发黄。肝主疏泄，肝气畅达则心情舒畅，肝疏泄失司，气机不畅则心情不好、脾气暴躁。所以，养肝补血能让女人更美丽更快乐。

◎ 莲子乌龙茶养肝补肾，补血养颜

女性养肝补血，可适量饮用莲子乌龙茶。莲子乌龙茶由莲子、桂圆、红枣、乌龙茶、蜂蜜组成。

🍵 莲子乌龙茶

成分： 莲子10~15粒，桂圆干20克，红枣5枚，乌龙茶、蜂蜜各适量。

用法： 将莲子洗净，放入砂锅中加水煮熟，加入桂圆干、红枣和乌龙茶，用小火煎20分钟，去渣取汁，晾温后加入适量蜂蜜调味即可。每日1剂，代茶温饮。

功效： 滋补肝肾，益气健脾，养血安神，美容养颜。

乌龙茶属于青茶，它的性质介于绿茶和红茶之间，温热适中，不寒不热，具有生津润喉、清除体内积热的功效，女性经常饮用，可滋阴润燥、清热除烦，而且不会伤害到身体的正气。

莲子有滋补肝肾、益肾固精、益气补脾、养心安神等功效。肝主疏泄，疏泄失调会影响到心气，使人变得急躁易怒，常吃莲子有助于养心，使人心情平静安宁。脾是气血生化之源，莲子益气健脾，有助于养肝血。

桂圆、红枣是益气补血的好搭档，对女性气虚、血虚所致的面色苍白或萎黄、浑身乏力、失眠多梦、心悸等有很好的疗效。蜂蜜是润燥的佳品，可滋阴润肠。

脸上长色斑的人，可以在莲子乌龙茶加一些山楂，山楂具有活血化瘀的作用，对色斑、黑眼圈、倦怠乏力等都有一定的效果。

◎ 红枣养血五法

俗话说："一日吃三枣，一辈子不显老。"红枣最突出的作用就是补中益气、养血生津、美容养颜，那么如何吃枣才能更大地发挥它的作用呢？

1.红枣泡水，养肝排毒。将红枣掰开，捣烂，然后用来泡水喝，有很好的养血养肝功效，而且还有助于排毒养颜。

2.红枣熬汤，益气润肺。唐代孟诜所著《必效方》中记载，将红枣、银耳和冰糖一起煮汤，可止咳润肺。

3.红枣煮蛋，补血养颜。将红枣、红糖放入锅中，煮至红枣熟烂，然后打入鸡蛋，用小火焐熟鸡蛋，能暖脾胃、养血、补虚、美容。

4.红枣熬粥，安神助眠。用适量百合、莲子搭配红枣，加小米煮粥，能养血安神，对躁郁不安、心神不宁等症有效。

5.红枣泡酒，活血祛瘀。用红枣泡酒，能起到活血化瘀的作用，对痛经、月经不调、闭经、面部色斑等血瘀症有疗效。

更年期虚热心烦，多喝百合蜜茶润燥养心

《黄帝内经》中说："七七，任脉虚，太冲脉衰少，天癸竭，地道不通。"说的是女性到了49岁时，任脉会逐渐虚脱，太冲脉的脉气变得衰微，于是开始出现停经的状况，进入绝经期。女性在绝经前后，随着卵巢萎缩、功能退化等变化，容易出现内分泌紊乱等情况。如果不注意调理，就会出现更年期综合征，像脾气暴躁、失眠健忘、潮热烦闷等，都是更年期综合征的表现。

◎ 更年期女性容易心烦气躁

不少女性在更年期都会出现莫名其妙的坏脾气，刚才还心情不错，但一转眼就会变得烦躁起来，一点儿小事都可使人生气。这些情况多是由阴虚火旺导致的。

中医认为，肾主生命，经过大半辈子的使用，肾的能量肯定会变得匮乏，肾水、肾精耗费得差不多了。肾为先天之本，肾水对全身的脏腑器官有滋润濡养的作用，如果肾水不足，不能养心，就会出现心阴虚，不能制约心火，心火变旺，人也就变得烦躁起来。

◎ 百合蜜茶滋阴润燥，养心除烦

阴虚火旺使人心情烦躁，需要滋阴、除烦。百合可食，亦作药用，具有养阴润肺、清心安神的功效，历代中医常用百合来治疗阴虚所致的燥咳、虚烦、

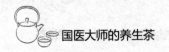

心悸、失眠、多梦等症。更年期女性宜多吃百合，百合的吃法有很多，可以用来泡茶，也可以用来煮粥，还可以搭配银耳炖成甜品，对更年期阴虚心烦都有很好的调理效果。

百合蜜茶

成分： 干百合10克，蜂蜜适量。

用法： 将干百合放入杯中，用沸水冲泡，焖10分钟，加入蜂蜜即可饮用。

功效： 对更年期出现的心神失常、虚烦惊悸、神志恍惚、失眠不安等症有调理作用。此茶还能排毒、美容养颜。

除了百合、蜂蜜，像天门冬、麦冬、枸杞子等也都有很好的滋阴清心除烦功效，也可以经常泡水饮用。

二冬杞菊茶

成分： 天门冬、麦冬、枸杞子各5克，菊花5朵。

用法： 将麦冬砸扁，同天门冬、枸杞子、菊花一起放入杯中，用沸水冲泡，焖10分钟，即可饮用。

功效： 滋阴清热、补肝肾。对更年期女性阴虚火旺、心烦有很好的缓解作用。

老年人注意防肾阴虚，常喝首乌强身茶

中医认为："阴平阳秘，精神乃治。"意思是说，人体在正常的情况下，五脏六腑的功能、营卫气血、四肢百骸、经络等都能阴阳协调，达到相对平衡，身体才能健康，人不容易衰老。当然，衰老是每个人都无法避免的，但如果是过早衰老，那就要注意了，这种情况往往跟肾阴虚有关。

随着年龄的增长，人体的脏腑器官功能会慢慢下降，这就容易造成气血生化不足，人体为了维持平衡，会对身体进行透支，这些透支的气血就来自肾，如果长期透支而不能及时补充，就会导致肾阴亏虚。

◎ 老年人肾阴虚的症状

肾阴亏虚，老年人常会出现如下症状：

· 腰膝酸痛。肾主骨、生髓，老年人肾功能衰退，生髓功能减弱，肾阴亏虚不能濡养骨骼，就会出现骨弱、腰膝酸痛的症状。

· 头晕耳鸣。肾阴亏虚，不能上充荣养头面，故出现头晕耳鸣的现象。

· 失眠多梦。肾阴亏虚不能交通于心，水火失衡，心火偏盛，故而心神不宁、失眠多梦、心悸。

此外，老年人肾阴虚还常出现潮热盗汗、五心烦热、白头发、行动迟缓等症状。

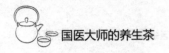

◎ 首乌强身茶滋补肝肾，强身健体

预防和缓解肾阴虚，中医的方法很多，就中药来说，如制首乌、熟地黄、五味子、黄精、女贞子、山茱萸、枸杞子等都有很好的滋阴补肾作用，平时可以用来泡茶常饮。

首乌强身茶

成分： 制首乌8克，菟丝子10克，补骨脂6克。

用法： 水煎取汁，代茶饮用，每日1剂，早晚分服。

功效： 滋补肝肾，强身健体，适用于肝肾亏虚所致的头昏目眩、头发早白、精神疲惫、腿膝酸软乏力等症。

制首乌有补肝肾、益精血、乌须发、强筋骨等功效，是防治老年人腰膝酸软、肢体麻木、白发很有效的一味药；菟丝子有补肾益精、养肝明目等功效；补骨脂能补肾壮阳、固精缩尿。这款茶不仅能滋肾阴，还能补肾阳，小量长期饮用，可以强壮身体、预防疾病。

经常熬夜者，常喝参杞茶补养肝肾

古人云："日出而作，日落而息。"中医养生讲究天人合一，顺时而养。意思是人的作息习惯要跟随自然界的变化而调整，比如天亮了起床，夜幕降临合眼睡觉。然而，现代生活节奏加快，熬夜也成了主旋律，有人为了工作熬夜，有人为了学习熬夜，还有人为了娱乐熬夜……当加班熬夜成为现代生活的常态，我们的健康就不可避免地要遭受损害。

◎ 熬夜对肝肾的伤害极大

中医认为一天里的亥时、子时、丑时（21:00~次日3:00）相当于一年里的冬季，是最佳的睡眠时间，若过了子时还不睡觉，对肝脏、肾脏都是极大的伤害。

肝胆互为表里，相互关联，肝经和胆经在子时和丑时（23:00~次日3:00）运行最为旺盛，因此应该在晚上11点之前入睡并达到深睡眠状态，才能护养肝胆二脏。尤其是肝脏，需要在睡眠、静养中得以调理。

这个时候如果还不睡，本应流向肝脏的血液继续流向四肢、大脑，对肝脏的损害是极大的，可造成肝脏疏泄不通，气血运行不畅，继而导致血脉瘀阻，反映到脸部，就是面色因血气不足而失去光彩，晦暗、长斑。"目受血而能视"，血脉瘀阻，当然也会影响到眼睛，容易造成视物昏花、视力减退。

熬夜对肾的伤害也是很直接的。肾乃先天之本，主藏精。肾中之精相当于

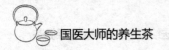

人的固定资产，白天工作已经耗损了精与气，到了晚上就得按时入睡，以便补足"精气神"。《黄帝内经》里面说："阳气者，一日而主外，平旦阳气生，日中而阳气隆，日西而阳气已虚，气门乃拒。是故暮而收拒，无扰筋骨，无见雾露，反此之时，形乃困薄。"意思是说人到子时之后，阳气开始消散，若是再熬夜的话阳气会耗损殆尽，气血也会跟着受罪，最终就会导致肾虚，表现出来就是腰膝酸软、腿脚无力、夜不能寐、小便频数、小便淋漓、遗精、阳痿等。

◎ 参杞茶，滋补肝肾保护眼睛

经常熬夜的人就要想办法滋补肝肾了。高丽参、枸杞子等都是不错的选择。高丽参具有大补元气、生津安神的作用；枸杞子滋肝补肾、益精明目。熬夜的时候可以用高丽参、枸杞子一起泡茶喝，可以起到滋补肝肾的作用，而且对眼睛有益。

☕ 参杞茶

成分： 高丽参5克，枸杞子5克。

用法： 将高丽参和枸杞子一起放入杯中，加沸水冲泡，加盖闷泡15分钟左右即可。代茶饮用。

功效： 滋补肝肾，抗疲劳，保护眼睛。

饮酒频繁者，家中常备葛花解酒茶

适量饮酒，能活血化瘀，促进新陈代谢。但是，如果经常应酬，过量饮酒，不仅会导致呕吐、头痛、胸闷等不适，还会给肝肾带来伤害。

◎ 葛花解酒茶解酒防头痛

对于喝醉酒的人来说，最重要的事情就是解酒，尽快清醒过来。解酒就是要让酒精尽快地代谢掉，减少其对身体的伤害。在解酒方面，葛花的功效是不容忽视的。

葛花解酒茶

成分： 葛花15克，白豆蔻、砂仁、青皮、泽泻、猪苓、橘皮各6克。

用法： 研末混匀，分成5份，装入茶包，每次取1包，沸水冲泡，代茶频饮。

功效： 解酒醒脾，可用于缓解酒后胸腹闷痛、呕吐、头痛等症。

这款茶以葛花为主，葛花有解酒醒脾的作用，常用于酒后发热、烦渴、食欲不振、呕吐、头痛等症。白豆蔻气味芳香，具有化湿行气、温中止呕的功效，对醉酒引起的呕吐、胸闷、泛酸有缓解作用。砂仁辛香，能行气、和胃、醒脾，可用来缓解醉酒后胸腹闷痛、呕吐等。青皮就是橘未成熟果实的果皮，有疏肝破气、消积化滞的功效，醉酒后若感觉胸胁胀痛、腹胀、头痛，都可以用青皮来调理。泽泻、猪苓是健脾利湿的药物，有助于脾运化水湿，促进酒精代谢，减少酒精对身体的伤害。

◎ 过量饮酒最伤肝肾

喝酒过量对肝、肾的伤害很大。酒精本身有毒，一旦进入人体就会快速进入血液中，随着血液最先达到肝脏，而肝脏负责对酒精的解毒、排毒，人体若摄入过量的酒精，肝脏的疏泄功能就会受到影响，肝脏的负担会越来越重，从而导致酒精性脂肪肝，若不能及时治疗，有可能会转化为肝硬化和肝癌。

另外，肝肾同源，肝藏血，肾藏精，酗酒致肝受损之后必然会波及肾，严重的甚至会造成肾功能衰竭。所以，经常应酬的人平时一定要注意保护肝肾，多吃枸杞子、山药、栗子、核桃等滋补肝肾的食物。

◎ 要避免的几种喝酒习惯

饮酒时，一些小细节会加大酒精对身体的伤害，要注意避免：

1.空腹饮酒。古语有言："空腹盛怒，切勿饮酒。"空腹饮酒，肠胃里没有食物，酒精会迅速被吸收。经常应酬的人，在饮酒之前不妨吃些菜或水果。

2.饮酒时吸烟。饮酒和吸烟都伤肝肾，而且香烟中的尼古丁能暂时延缓醉酒，使人在不知不觉中增加饮酒量。

3.一口闷。喝酒过快，身体在短时间内摄入大量的酒精，对肠胃、肝肾的伤害是非常大的。

常用电脑，喝菊花枸杞茶清肝明目防辐射

电脑给人们带来了工作、学习、生活上的种种方便，但随着也带来了危害，例如长期面对电脑，电脑屏幕的亮光会伤害眼睛，使人视力疲劳、视力下降、眼睛干涩疼痛等；电脑产生的静电会吸附大量悬浮的灰尘，使得面部皮肤受到刺激，会出现过敏起疹子等现象。

对于电脑带来的这些危害，除了尽量减少用电脑的时间外，平时要多喝些具有清肝明目、增强免疫力、防辐射作用的茶。

🍵 菊花枸杞茶

成分： 菊花5朵，枸杞子5克。

用法： 将菊花和枸杞子一同放入茶杯中，用沸水冲泡。不拘时代茶饮用。

功效： 清肝明目，增强免疫力。

菊花、枸杞子都具有补肝的作用，其中菊花清肝火、明目，能缓解视力疲劳、眼睛干涩疼痛等；枸杞子滋补肝肾，肾为先天之本，肝肾健运，人的免疫力就会提高，有助于抵挡电脑辐射带来的危害。另外，菊花还有清热解毒的功效，能帮助人体排毒，使身体内环境更加清洁，这对增强抗病能力大有好处。

长时间盯电脑，不仅会眼睛干涩，也容易使人烦躁，所以不妨备点儿茉莉花茶、枸杞子之类的茶材，工作间隙泡一杯饮既能补水，又可清心除烦养眼。

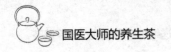

茉莉枸杞茶

成分： 茉莉花茶5克，枸杞子10粒，冰糖适量。

用法： 将茉莉花茶、枸杞子、冰糖一起放入杯中，冲入适量沸水，加盖闷泡5分钟左右。代茶饮用，每日1剂。

功效： 清肝明目，祛风燥湿，降火解毒，清新除烦。

在饮用茉莉枸杞茶之前，可先闻茶香，让茶的芳香随着水的雾气缓缓飘向眼睛，能改善眼睛干涩、红肿的症状。闻茶香之后，再慢慢品茶，品茶的时候眼睛放松，暂时离开电脑，眺望远方或者闭目养神都能让眼睛得到休息。

枸杞子以养肝明目著称，宋代诗人陆游曾作诗"雪霁茅堂钟磬清，晨斋枸杞一杯羹"。茉莉花茶与枸杞子配合，不但能清热燥湿，清肝火，消除眼睛红肿、疼痛，而且还能抗氧化、防辐射、美容养颜。

温馨小提示

用过电脑后要注意洗脸

电脑屏幕表面存在着大量静电，其积聚的灰尘可被转射到脸部等皮肤裸露处，时间长了，易发生斑疹、色素沉着，严重者甚至会引起皮肤病变，所以用过电脑后要注意洗脸。

第四章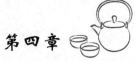

喝出平衡体质的养生茶

　　世界上没有两片完全相同的树叶，人的体质也各不相同。体质不同，脏腑功能和机体表现也会有所不同，如有的人体质偏热，容易上火，而有的人体质偏寒，夏天也手脚冰凉怕冷；有的人气虚，经常疲乏无力，而有的人血虚，常面色苍白。只有根据自身的体质特点来养生，才能扬长避短，让身体保持健康平衡。

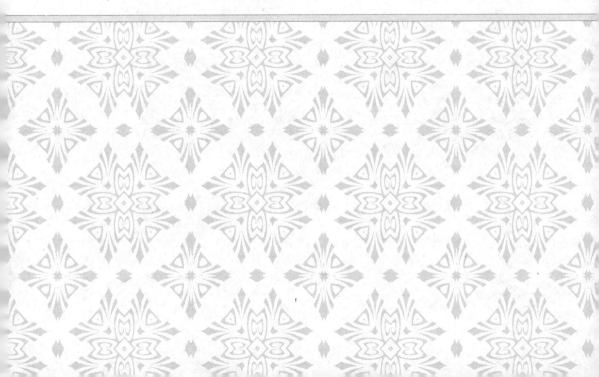

潮热盗汗，阴虚体质多喝桑葚蜜茶

中医里讲究和谐，也就是阴阳平衡。人体就像一个天平，阴阳就是天平上的两个砝码，一左一右相互制约，只有重量相当，人体这个天平才能平衡。如果阴阳失调，平衡被打破，人就会表现出各种症状。如潮热盗汗、上火、抑郁不舒等，这些虽然不是疾病，但若不加以调理，发展下去还是会引起各种疾病。阴虚就是最常见的一种，所谓阴虚，就是人体津液不足、阳气相对亢盛的一种状态。

◎ 阴虚的人常潮热盗汗

阴虚体质的人看上去很健康，精力旺盛，其实这是虚假繁荣的阴虚火旺症状。那什么是阴虚火旺呢？举个简单的例子，烧水时忘记了时间，水壶里的水已经被烧得只剩一点儿了，而下面的火仍然很大。水壶里的水就类似于身体里的津液，津液属阴；火就是身体里的阳气。

人体里的"水""火"相互制约，保持平衡，身体才健康。如果"水"少了，就不能抑制"火"。"火"有温煦的作用，适当的"火"可使身体温暖、脏腑功能正常，但如果"火"过大，人体就会出现热象，最明显的表现就是潮热。另外，《医略六书》中说："盗汗属阴虚，阴虚则阳必凑之，阳蒸阴分，津液越出，而为盗汗也。"意思就是说，阴虚火旺，阳气就会"熏蒸"身体，使身体里的津液排出体外，其表现就是盗汗。

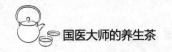

桑葚蜜茶补肝益肾、养阴清热

阴虚体质的人要想改善潮热盗汗的症状，需要做到两点：一是养阴，补足身体的津液，使阴阳平衡，从而避免火气"熏烤"身体而出汗的现象；二是清热，将身体里的多余的火降下来，潮热的症状自然就得到缓解了。桑葚是养阴清热的良药，阴虚体质的人经常食用，或者用桑葚干品泡茶饮用，有助于改善体质。

桑葚有清热生津、补血润燥的功效，适用于肝肾阴虚所致的眩晕耳鸣、少白头、便秘，心阴虚所致的失眠、多梦、健忘，以及津伤口渴、肠燥便秘、盗汗、潮热等症。

中医认为"寒者热之，热者寒之"。体质虚寒就需要用温热的食物或药物来调理；体质偏热，经常上火，就需要用寒性的食物或药物来祛火。桑葚性寒，寒能清热，改善阴虚火旺所致的上火症状；味甘酸，可生津养阴。

🍵 桑葚蜜茶

成分： 鲜桑葚60克，蜂蜜20~30克。

用法： 将鲜桑葚捣碎后放入茶杯中，冲入适量沸水闷泡10分钟左右，晾温后加蜂蜜调味即可饮用。每日1剂，不拘时饮用。

功效： 补肝益肾，养阴清热，适用于阴虚火旺所致的便秘、心烦、失眠、头晕等症。

蜂蜜自古就是滋阴润燥的佳品，每天早晚喝一杯蜂蜜水，可滋润肺脏、肠胃，预防肺燥咳嗽、肠燥便秘等症。将蜂蜜与桑葚搭配泡茶，对人体的脏腑有很好的滋润作用。身体得到足够的水分滋润，津液慢慢充盈，就能抑制住火气，使阴阳平衡，潮热盗汗的现象就不会再有了。

◎ 百变桑葚蜜茶，轻松应对各种阴虚

中医用药是灵活多变的，药方里增加或减少一味药材，所起到的功效就会大相径庭。养生茶也是如此。各脏腑阴虚所表现的症状各不相同，可有针对性地在桑葚蜜茶中添加适当的茶材，以最大限度地发挥药效。

地骨皮具有清热、凉血、润肺的功效，肺阴虚者可将地骨皮与桑葚一起泡茶，再加蜂蜜调味，可改善潮热盗汗、肺热咳喘等症。

麦冬、沙参是滋养心阴的良药，心阴虚的人可在桑葚蜜茶中加入麦冬或沙参药汁，以改善失眠、多梦、五心烦热等症状。

桑葚本身就具有滋补肝肾的功效，若搭配枸杞子一起泡茶，调补肝肾的效果更显著。

脾胃阴虚者可在桑葚蜜茶里滴入柠檬汁，有助于养阴生津，改善口干舌燥、消化不良、肠燥便秘等症。

◎ 各种阴虚的特征

阴虚体质的人除了容易上火，出现潮热盗汗的现象之外，不同脏腑阴液不足，所表现出来的症状也不一样：

·肺阴虚　肺阴虚多由久咳伤阴或热病后期阴津损伤导致，常伴有干咳、少痰的症状。

·心阴虚　心阴虚的人因为阴液不足以润养于心，而出现虚热内扰的症状，主要表现为盗汗、虚寒、手足心热、口干咽燥、心烦失眠等。

·肾阴虚　肾阴虚的人因为肾精亏虚而出现腰酸背痛、眩晕耳鸣、咽干口渴等症状。男性肾阴虚会遗精，女性肾阴虚则会出现月经量少、闭经等症。

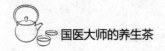

·肝阴虚　肝阴不足的人常感觉头晕眼花、眼睛干涩、胸胁灼痛，情绪也会受到影响，变得急躁易怒。

·脾胃阴虚　脾胃阴虚的人最典型的症状就是胃火旺，吃了东西很快就饿了，怎么都吃不胖，常伴有大便干结、口疮溃疡、口干舌燥等症状。

畏寒怕冷，阳虚体质多喝核桃红枣茶

《黄帝内经》中说："阳气者，精则养神，柔则养筋。"意思是说，阳气的鼓舞使人精神焕发，阳气的温煦使人关节柔韧。阳气是生命活动的动力，充足而适量的阳气能帮助人体维持体温、产生能量、促进废弃物的排泄，并起到鼓舞生机的作用。

前面说到，健康就是人体处于一种平衡状态，充足的阳气固然好，但如果过盛，就容易造成上火，相反，阳气不足也不行。"阳虚则外寒"，身体里阳气不足，人就会畏寒怕冷，尤其是四肢、背部及腹部特别怕冷，这是阳虚体质最明显的一个表现。

◎ 阳虚体质的主要特征

畏寒怕冷是阳虚体质最典型的症状。阳虚体质的人在夏天时不敢吹空调，一吹就手脚冰凉；冬天的时候常常手冷过肘、足冷过膝。

阳虚体质的人还经常腹泻，尤其是一吃凉的食物肠胃就难受。

肾是先天之本，是人体阳气的根本，"肾其华在发"，所以肾阳虚的人多头发稀疏、腰膝酸软、腿脚水肿、性欲减退。男性肾阳虚则阳痿，女性肾阳虚则白带偏多、月经延后或者一受凉就痛经。

肾阳虚衰不能温阳脾阳，可导致脾肾阳虚，出现肥胖、水肿、精神疲惫、气短乏力、腹胀、夜尿频繁、自汗气喘等症。

◎ 核桃红枣茶温补肾阳、强健脾阳

中医认为，肾为先天之本，脾为后天之本。脾胃就像灶台上的锅，肾阳就是锅下的火，如果火力不够，就不能将锅里的食物煮熟，不能将锅里的水烧开。所以阳虚体质者调养的关键在于温补肾阳，兼顾强健脾阳。

食物就是最好的医药，日常生活中的食物就能帮助我们补益身体，如核桃补肾壮阳，红枣益气健脾。

☕ 核桃红枣茶

成分： 核桃仁5个，红枣2颗，桂圆2枚，红茶3克。

用法： 将核桃仁、红枣（掰开去核）、桂圆、红茶一起放入砂锅中，加入3碗水煮成2碗水，滤渣取汁。代茶温饮，每日1剂。

功效： 温补脾肾，润燥通便，益气养血，适用于阳虚引起的手脚冰凉、畏寒怕冷、消化不良、便秘，以及气虚所致的气短乏力、精神疲惫等症。

核桃有补肾固精、温肺定喘、润肠通便的功效，常用于肾阳虚、肺虚、肠燥之症。核桃还含有丰富的微量元素，可强健大脑，补虚强身，提高免疫力，

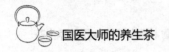

男女老少食用皆宜。

红枣具有滋阴补阳、益气健脾、养血安神等功效，是很好的补益品，经常食用红枣有助于调理身体虚弱、神经衰弱、脾胃不和、消化不良等症，民间还有"日食三颗枣，百岁不显老"的说法。

这款茶里除了温补脾肾、益气健脾的核桃、红枣，还加入了桂圆和红茶。其中，桂圆也叫龙眼，具有补血安神的作用；红茶性温，有暖身驱寒的功效。这两味茶材的加入，使得这款养生茶气血、阴阳同补，暖身驱寒效果更佳，非常适合阳虚体质者日常调理饮用。

经常手脚冰凉、怕冷的女性冬天的时候饮用这款茶，能改善上述症状，并且可起到补血养颜的作用，使皮肤变得红润水灵。

◎ 寒从口入，阳虚的人要避免寒凉食物

夏季天气炎热，很多人贪凉喝冷饮，吃冰粥、凉菜、水果沙拉等寒凉食物，虽然消暑除热，让人觉得清凉，但实际上是将寒气吃进身体里，使阳气受到损耗。

中医里说："寒为阴邪，易伤阳气。"身体保持温暖，靠的就是阳气的温煦作用。当外界的气温变低，或者是吃进寒凉食物时，身体为了保持正常的温度，就会自动透支一部分阳气来抵御寒邪。阳虚体质的人吃寒凉食物，无疑是给身体雪上加霜。

阳虚体质的人平时宜适当多吃温热性质的食物，以补充阳气，祛除寒邪。核桃、韭菜、山药、羊肉、牛肉、鸡肉等都是性质温热的食物，小茴香、花椒、辣椒、桂皮、生姜、葱等调料也有助于补充阳气，可以在做菜的时候适当添加。

◎ 温敷肚脐，补阳气、祛寒邪

除了注意饮食，生活中的一些小细节也能帮助阳虚体质的人补充阳气，改善体质，如温敷肚脐。肚脐是人体较为特殊的部位，肚脐部位的皮肤很薄，皮肤下面没有肌肉和脂肪组织，而且血管丰富，十分敏感，最容易着凉。很多女性夏天的时候喜欢穿露脐装，吹空调时寒气就会从肚脐钻进身体里，造成腹泻、腹痛、痛经等不适。所以，平时我们要注意肚脐部位的保暖。

寒气可以利用肚脐入侵人体，同样我们也可以利用肚脐来赶走身体里的寒气。方法很简单：将小茴香或附子炒热，放入干净的布袋里，用毛巾包好，试好温度，然后温敷肚脐。也可以用热水袋、暖宝宝等来温敷肚脐，温敷的时候要注意温度，以感觉温热舒适为宜，要避免温度过高烫伤皮肤。

肚脐就是中医经络学上所说的神阙穴，是人体唯一可用手触摸、用眼看到的穴位，中医里称之为"元神之门户"，有培元固本、调和肠胃的作用。经常温敷，可使身体阳气逐渐升起来，从而起到温阳散寒的作用。

苍白乏力，气虚体质多喝黄芪红枣茶

气是构成人体的最基本物质，人的呼吸、心跳、脉搏、吸收、说话、行走等生命活动都需要气的推动。如果一身之气不足，人体的生理功能就会下降，体力和精力都明显感到缺乏，稍微活动一下或者工作、运动时间稍长就觉得疲劳乏力，这就是气虚的表现，经常有这种症状表现的人就属气虚体质。

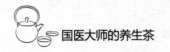

◎ 气虚体质的人常苍白乏力

气虚体质的人有一个典型的特点，就是面色、唇色苍白，身体总是感觉疲乏无力。"气为血之帅"，血的生成和运行需要气的推动，身体气虚则血不足，无法濡润皮肤，于是人就会显得脸色苍白；肌肉、四肢失于气血濡养，则松弛无力；脏腑得到不到足够的动力和滋养，也会功能低下，使人倦怠。

如果一个人看起来脸色差，唇色淡白，长色斑，而且常觉得累，只想躺在沙发里，像面条一样软软的没有力气，则是气虚的表现，需要补气了。

◎ 常喝黄芪红枣茶，润颜色、增体力

气虚体质的人要想改善苍白乏力的症状，应以补气为主，兼顾补血，可适量饮用黄芪红枣茶。

☕ 黄芪红枣茶

成分： 生黄芪15克，红枣6枚。

用法： 黄芪、红枣洗净，加适量水煎煮30分钟后代茶饮用。每日1剂。

功效： 补气升阳，健脾养血，固表止汗，适用于气虚所致的面色苍白、疲乏无力、声音低下、经常出冷汗、水肿等症。

这款养生茶看起来很简单，但补气养血的功效却不简单。

黄芪是性质温和的补气药，性温，入肺经，具有补中益气、升阳固表等功效。民间有"常喝黄芪汤，防病保健康"的说法，意思是用黄芪泡水当茶喝，具有良好的防病保健作用，有助于改善气虚和贫血，增强体质，延年益寿。

红枣自古就是女性补气养血的常用品，经常吃红枣能起到补中益气、养血安神、健脾和胃等功效，适用于气血不足、倦怠乏力、失眠多梦、面色苍白、贫血头晕等症。红枣的食用方法有很多，可以用来泡茶喝，还可以用来炖汤、煮粥。

黄芪红枣茶是一个基本的补气茶方，我们用的时候，还可以根据气虚的部位灵活添加适合的茶材，例如心气虚的人可增加五味子、桂圆、甘草；肝气虚的人可加枸杞子；肾气虚的人可加核桃、杜仲等。

◎ 气虚体质的人总是容易感冒

气虚体质的人除了苍白乏力，还有一个特点，就是容易感冒。中医认为，气具有卫固体表的作用，如果气少了，人的力量就会减弱，声音也会变得低微，身体也没有力气；气虚不能卫固，出汗就会增多，也更容易受风寒侵袭而患上感冒。

劳则耗气，气虚体质的人预防感冒，要避免剧烈运动，尤其在运动后出汗，又被风吹到，很容易感冒，消耗元气。如果感冒了，则要补气固气。玉屏风散是许多中医典籍中首推的补气方剂，可以适当服用。药房里就有卖，不过也不要盲目服用，可以先请中医诊断一下，确实需要再服用。

也可以用原药材泡茶用：取防风30克、黄芪60克、白术60克，捣碎混匀，每9克装一个茶包，每次取一包，与红枣5枚一起泡茶饮用。

黄芪益气固表，白术健脾止汗，防风祛风解表，所以容易感冒的人也可以适当饮用这款茶。

◎ 五脏气虚的表现与养生茶饮

五脏的功能离不开气的推动，若某一脏的气不足则会有相应的表现，调补

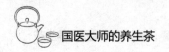

中医小常识

气虚体质与阳虚体质的不同

气虚体质和阳虚体质比较相近，从性质上来说，都属于虚性体质。不同的是，阳虚体质以阳气虚，身体缺乏温煦而胃寒怕冷为主；气虚体质虽然也有阳虚的倾向，但主要表现是脏腑功能低下，最明显的是肺脏、脾脏功能弱，使人出现气短乏力、面色苍白等症状。

时应根据具体情况分别调理。

气虚部位	症状表现	养生茶饮推荐
心气虚	脸色苍白或萎黄，心悸、失眠、多梦、头晕、健忘、精神疲倦、腹胀、便秘等	**桂圆红枣茶** 桂圆肉15克，红枣5枚。桂圆肉、红枣加3碗水煎成2碗水，代茶饮用。每日1剂。
脾气虚	唇色淡白、肌肉松软、四肢无力、身体疲乏、食欲不振、消化不良等	**党参红枣茶** 党参20克，红枣10枚，红茶3克。将党参、红枣洗净，加水煎煮5分钟，取汁泡茶饮用。每日1剂。

气虚部位	症状表现	养生茶饮推荐
肺气虚	胸闷、咳嗽、气短、乏力、鼻塞流涕、忧郁、烦躁、皮肤粗糙、水肿等	**人参胡桃茶** 人参6克，胡桃30克，五味子3克，生姜2片。将上述药物加3碗水煎成2碗水，代茶饮用。每日1剂。 **禁忌：**这款茶补益效果显著，体质偏热、阴虚火旺的人不宜饮用。
肝气虚	头晕目眩、视物昏花、面色萎黄、失眠多梦、疲乏无力等	**黄芪枸杞菊花茶** 菊花10克，枸杞子10克，黄芪15克。将菊花、枸杞子、黄芪放入茶杯中，冲入沸水闷泡15~20分钟，代茶饮用。每日1剂。
肾气虚	腰膝酸软无力、头发枯萎没有光泽、脱发、掉发、水肿、尿频等	**菟丝子茶** 菟丝子10克，红糖适量。 菟丝子洗净，加3碗水煎至2碗水，滤渣取汁，调入红糖后饮用。每日1剂。

春夏秋冬怎样补气

1.春多吃甘平食物

春天乍暖还寒，忽冷忽热的气候常会使气虚体质的人患上感冒。春天时，

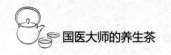

气虚体质者宜多吃粳米、糯米、牛肉、鲤鱼、猪肺等甘平或甘温食物，以养肺气，提高抵抗力。

2.夏要健脾养胃、养阴生津

夏天人体功能活动达到强盛状态，新陈代谢最为旺盛，所以能量消耗也达到巅峰，这意味着人体需要的营养物质也随之增加。但气虚体质的人大多脾胃虚弱，常胃口差、消化不良。另外，夏天炎热的天气使人出汗多，既耗气又损津液，加重气虚，导致疲倦乏力、虚寒口渴、胸闷心悸等症状。因此，气虚体质的人在夏季需注重健脾养胃，饮食宜清淡、松软、易消化，避免食用油腻厚味的煎炸食物，少吃冷饮、凉菜、冰粥等寒凉食物，同时要多吃养阴生津的食物，如杨梅、鸭肉、芦笋、豆腐、芹菜等。

3.秋宜多吃甘平或甘温的补气食物

秋季主燥，最易损伤肺气。气虚体质者秋天的时候要注意养肺气，多吃豇豆、山药、黄鳝、南瓜、花生、栗子、南瓜、苹果等甘平或甘温的食物。生冷食物损阳耗气，辛辣油腻食品可加重燥气，气虚体质者应避免食用。

4.冬以补肾气为主

冬季天气干燥寒冷，易损伤阳气，而阳气虚弱往往伴随一定的气虚。中医里讲究冬藏，意思是人到了冬天应该顺应自然养精蓄锐、休养生息，气虚体质的人在冬天主要表现为肾气不足，因而冬天时养生应以补肾为主。核桃、鹌鹑、羊肉、山药、栗子等食物有温补肾气的作用，冬天时宜适量食用。

长痘口臭，湿热体质多喝荷叶薏米茶

夏季降雨丰富，空气湿气大，再加上高温，使人们觉得又闷又热，就像在蒸笼里一样，这样的天气被称为"桑拿天"。湿热体质就像桑拿天，内环境不清洁，又湿又热。

◎ 湿热体质的人常长痘、口臭

很多人过了青春期仍然痘痘不断，背后、臀部也起小疖肿，用了很多"战痘"疗法，但经常是旧痘下去、新痘又起，而且头发、脸上经常油腻腻的，人也觉得不清爽。这是因为脏腑功能失调，湿热在体内作乱造成的。简单来说，脾主运化，如果脾的功能失常，水湿就无法正常代谢，久积遇热就会形成湿热并蓄积于脾中，再加上胃不降浊，湿热之毒就会上升至头面，以痘痘的形式表现出来。

湿属于阴，热属于阳，湿热融合在一起本身就是一对矛盾，是要打架的。湿、热主要伤害的部位是脾胃，"脾开窍于口"，脾和口的功能是统一协调的，所以脾胃湿热的人常会有口臭、口干等症状。

对于经常长痘痘、有口臭的人来说，不仅要清热祛火，还要祛除水湿，才能改善体质，从根本上除痘、祛口臭。

◎ 荷叶薏米茶，祛湿除热一身轻

日常生活中有很多食物都具有清热祛湿的功效，只要搭配得当，正确使

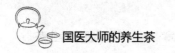

用，就有助于改善体质，去掉痘痘，让口气变得清新，如荷叶薏米茶。

🍵 荷叶薏米茶

成分： 干荷叶、薏米各适量。

用法： 将干荷叶、薏米研成粉末，每次取10~15克，用适量沸水冲泡5分钟后饮用。每日1~2剂。

功效： 清热除湿，芳香理气，适用于湿热引起的口臭、口疮、便秘、痤疮（痘痘）、皮肤油腻、食欲不振、消化不良等症。

荷叶是清热解暑、生津止渴的良药，夏季天气炎热，用荷叶煮粥、泡茶、熬汤，都有助于祛暑除烦、生津止渴。荷叶芳香清新，用荷叶泡茶饮用还能清新口气，祛除口臭。也可以直接生嚼荷叶，让口腔里弥漫荷叶的清香。

薏米是健脾除湿的常用品，且其性质偏凉，凉能清热，与荷叶一起搭配泡茶，坚持饮用，可清热除湿，改善湿热体质。

在这款茶里，荷叶和薏米的量要具体情况具体分析。湿、热本身是一对矛盾，两者的地位是会发生变化的：如果湿气重，则薏米的用量要多一些；如果热重，就增加荷叶的用量；如果两者势均力敌，荷叶与薏米的用量则为1：1。

◎ 湿热停滞部位不同，调养方法也各异

湿热比较随性，它停留在哪个部位，哪个部位就会出现相应的麻烦，如湿热停留在关节筋脉，就会出现局部肿痛；如果停留在肝胆，就会出现肝区胀痛或者是皮肤、眼睛发黄；如果停留在大肠，就会出现腹痛、腹泻等。所以，祛

湿除热也要结合自身情况，以选择合适的养生茶饮，这样才能真正发挥祛湿热的功效。

· 脾胃湿热

症状分析：中医里将脾胃湿热称为中焦湿热，是指湿热蕴结脾胃，脾胃运化受阻，从而出现腹胀、身体沉重倦怠、大便溏泄、口臭口苦、口渴而不爱喝水、尿少发黄等症状。

调养重点：清热化湿，理气和中。

甘草茶

成分： 炙甘草5~10克，绿茶3克。

用法： 炙甘草碾成粗末，与绿茶一起放入茶杯中，冲入适量沸水，加盖闷泡10分钟左右。每日1剂，代茶饮。

功效： 益气健脾，清热解毒，助五脏除湿。

· 肝经湿热

症状分析：肝经湿热是指湿热蕴藉于肝及其经脉，并循经下注，导致胁肋胀痛、黄疸、小便发黄、低热、口苦、食欲不振、腹胀、恶心呕吐等症。男性还常有阴囊湿疹或睾丸肿胀热痛，女性则表现为白带发黄、有异味，外阴瘙痒等症。

调养重点：泻肝、清热、除湿。

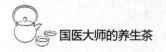

茵陈栀子茶

成分： 茵陈18克，栀子9克。

用法： 将茵陈、栀子用适量冷水浸泡15分钟，然后连水入锅，用大火煮沸后转小火煎5分钟，去渣取汁服用。每日1剂。

功效： 泄热利湿，退黄解毒，适用于肝经湿热所致的黄疸、烦躁不安、口渴胸闷、食欲不振等症。

• 肠道湿热

症状分析：湿热内蕴，阻滞肠道，导致腹痛、腹泻、肛门灼热、身热、口渴、小便短黄、大便黏滞等症。

调养重点：养阴排毒，清除湿热。

知母茶

成分： 知母5克，茉莉花茶3克。

用法： 将知母用250毫升水煎沸后，冲泡茉莉花茶5分钟即可。每日1剂，代茶饮用。

功效： 清热除湿。

• 心经湿热

症状分析：湿热蕴藉体内，可渐渐酿成痰浊，沿着心包经循行，并蒙蔽心包经，影响心脏功能的正常发挥，导致心烦、心悸、自汗、盗汗、失眠、多梦、健忘、神经衰弱等症。

调养重点：养心，除湿热。

☕ 黄连乌梅茶

成分： 黄连1克，乌梅2枚，绿茶3克。

用法： 黄连、乌梅加适量水煎汤，以汤泡绿茶5分钟。每日1剂，代茶饮用。

功效： 清热除烦，适用于心火热盛、心烦失眠、口舌生疮者。

· 膀胱湿热

症状分析：饮食不节、苦味太重使脾胃生湿热，湿热随小肠下注至膀胱，可导致尿频、尿急、尿道涩痛等症状。

调养重点：清热、利尿、除湿。

☕ 车前竹叶甘草茶

成分： 车前草10克，干竹叶4克，生甘草4克。

用法： 将所有药物放入锅中，加入适量水煎煮30分钟，取汁，代茶饮用，每日1剂。

功效： 清热利尿，通利下焦，适用于尿道感染、尿道赤痛者。

· 肺部湿热

症状分析：中医认为，"肺胃水之上源""温邪上受，首犯肺"。温邪犯

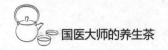

肺，肺中湿与外热勾结成湿热，可导致呼吸功能减弱，出现胸闷、腹胀、倦怠乏力、声音低怯、气虚咳喘等症。

调养重点：清泻肺热。

☕ 茅根白糖饮

成分： 白茅根20克，白糖适量。

用法： 白茅根加800毫升左右水煎至白茅根下沉于水，去渣取汁，加白糖拌匀。每日1剂，代茶饮用。

功效： 清热解毒，利尿除湿，适用于肺热咳嗽、热病烦渴、小便不利、胃热呕逆等症。

中医小常识

湿热体质与痰湿体质的区别

湿热体质和痰湿体质有不少相似的症状，如皮肤油腻、身体困重倦怠、小便短赤、喜欢吃肥甘厚味食物等。但是，两者也有区别：湿热体质的人偏胖或消瘦，而痰湿体质的人多体形肥胖，腹部肥满松软，且多汗；湿热体质的人情绪不稳定，容易急躁，而痰湿体质的人性格偏温和、稳重；痰湿体质的人比湿热体质的人痰多等。

虚胖犯困，痰湿体质多喝荷叶山楂茶

痰湿体质是一种常见的体质类型，由痰湿长期停积于体内而形成。痰湿中的"痰"包括呼吸道排出的痰液，以及因水液代谢过程不通畅产生的废物。"痰生百病"，当这些废物随着气血的运行流窜至全身时，可引起多种疾病。

◎ "肥人多痰湿"，痰湿体质者多虚胖发困

痰湿体质的发生多与饮食不节有关。比如多饮多食，会导致脾的运化功能下降，而使水湿内阻，水谷精微超过了机体生理的需求，会滞留体内，聚为痰湿，痰湿阻留肌肤组织之间，就会使人渐渐变得肥胖。而且这种肥胖，看起来大腹便便、肌肉松软，属于虚胖。

痰湿停滞在头部，可导致精神困倦、头脑昏沉、精神不振等症状，所以痰湿体质的人特别容易犯困，到哪儿都容易打瞌睡，而且喉咙老是有痰。

此外，痰湿体质的人还表现为面色青白，没有光泽，经常手脚冰凉，容易出汗，大便次数多、不成形，早晨大便急，喝凉水、冷饮后胃痛、腹痛等。

◎ 荷叶山楂茶，降脂提神、化痰排毒

痰湿体质的某些表现与痰浊有着密切的关系。痰浊是津液运化过程中产生的病理产物，日积月累可导致血脉堵塞，影响气血的运行。因此痰湿体质者调养重点在于通气血、祛痰湿。另外，脾胃为生痰之源，所以痰湿体质者还要注意健脾胃。这类体质的人可以经常喝点儿荷叶山楂茶。

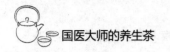

荷叶山楂茶

成分： 干荷叶10克，山楂25克，陈皮15克。

用法： 1.干荷叶撕成碎片，陈皮切成丝。

2.全部原料等分成4份，分别装入4个茶包袋。

3.每次取1袋，沸水冲泡，焖15分钟后饮用，可以反复冲泡。代茶饮用，每日2次。

功效： 降脂减肥，理气宽中，提神醒脑，化痰化瘀，适用于痰湿型肥胖、头晕、犯困等症。

这款茶由荷叶、山楂、陈皮组成，组方虽然简单，但每一味药都有着重要的作用：山楂味微酸涩，是健脾开胃、消食化滞、活血化瘀的良药；荷叶芳香清凉，具有清热提神、凉血化瘀的功效；陈皮可理气健脾、燥湿化痰。

这三味药配伍，可强健脾胃，提高脾运化水湿的功能，还能祛除身体痰浊，通畅气血，降低血脂，排毒减肥。

皮肤晦暗长斑，血瘀体质多喝芎归茶

现在有很多女孩子很苦恼，年纪轻轻，而且工作也不是很累，但脸色看起来却比较晦暗，两颊上已经长起了黄褐斑，皮肤看起来也很粗糙。用了很多美白祛斑的产品，但黄色斑总是如影随形，有的时候身上还莫名其妙地出现皮肤瘀青。

像这种情况，就是血瘀体质的典型表现。什么是血瘀体质呢？血瘀体质是体内血液运行不畅或内出血不能消散而成瘀血内阻的一种体质。血瘀体质的人很难看到白白净净、清清爽爽的面容，除了上面说的容易长斑，面色晦暗，还常伴有唇色黯淡、眼睛混浊或有小血丝、容易脱发、黑眼圈、长痤疮。

◎ 芎归茶活血养血，还你红润面色

血瘀体质者要使脸色红润、祛除斑点，最简单的办法就是活血化瘀，川芎、当归都有行气活血的作用，有助于改善血瘀体质。

川芎有"血中之气药"，其性温，味辛，入肝、胆经，具有行气活血、解郁止痛的功效，常用于气血运行不畅所致的月经不调、痛经、闭经、面色萎黄、色斑、偏头痛等症。

当归的功效与川芎相似，其性温，味甘、辛，入肝、心、脾经，具有补血活血、调经止痛、润肠通便的功效。

在养活活血的方剂中，川芎与当归是"黄金搭档"，它们常被用于气血不足、气血瘀滞等症的调养。这里推荐一款芎归茶，血瘀体质者可以经常饮用。

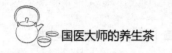

芎归茶

成分：川芎5克，当归2克。

用法：将川芎、当归放入砂锅中，加适量水煎煮30分钟，去渣取汁。每日1剂，代茶饮用。

功效：活血祛瘀。

禁忌：阴虚火旺的人不宜饮用此茶。

◎ **情绪忧郁伤气血，芎归茶里加一味玫瑰花**

古人说："七情内起之郁，始而伤气，继必及血，终乃成劳。"意思是说忧郁的情绪首先伤气，进而伤血，最后累及到全身，导致疾病。长期情绪郁闷，必然会导致气的推动乏力，血流动缓慢。这就相当于水泵没有"电"这个动力，就无法将"水"泵出去，这样"水"只能附着在血管壁上，逐渐地，如同淤泥一般，越聚越多，最后阻塞经脉。

对于这种情况引起的血瘀，可在芎归茶里加一味玫瑰花。玫瑰花也是活血祛瘀的良药，而且有理气解郁的作用。血瘀体质者常饮，不但能改善体质，而且还能美容养颜，使面色变得红润、色斑减少。

中医认为，"通则不痛，痛则不通"，血瘀体质的女性因为气滞血瘀，常出现痛经的现象。对于血瘀引起的痛经，也可以用"芎归茶＋玫瑰花"进行调理，可在月经来潮前1个星期坚持每天饮用，月经期间暂停饮用，坚持一段时间，能很好地改善痛经的问题。

忧郁烦闷，气郁体质多喝柴胡玉竹饮

"气"看不见摸不着，但人体生命活动却离不开它，它就像流水一样不停地在人体的经脉中循环流动。如果气流动不顺畅，就会形成气郁，使人觉得郁闷、堵心。气郁即中医里所说的气机不畅，人体长期气机不畅，可导致情绪不稳定、忧郁、脆弱、敏感多疑的状态，也就是气郁体质。

◎ 如何判断自己是不是气郁体质

气郁体质最明显的症状就是心情烦闷、情绪忧愁低落。除此之外，气郁体质还表现为以下特点：

- 气郁者常会出现胸肋胀痛、咽喉梗阻、头痛、头晕等症状。
- 气郁体质的人形体多消瘦或者偏胖，面色晦暗或萎黄。
- 平时情绪不稳定，容易急躁、激动。
- 女性气郁还可导致月经不调、经行不畅等。

◎ 改善气郁体质，重点在于疏肝气、养肝血

中医里常说："百病从气生。"人体长期气机不畅，可导致血液循环不畅，使身体各脏腑组织不能及时得到血的濡养而功能失常，免疫力降低，甚至受到伤害。

肝主疏泄，人体气机的运行依靠肝的调节，气郁主要表现在肝经所经过的部位气机不畅，所以又叫"肝气郁结"。肝脏为"将军之官"，指挥全身的气

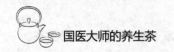

畅通无阻，这叫"疏泄条达"。肝血相对不足，就容易造成气机阻滞。故而气郁体质调养的重点在于疏肝理气，保养肝血，使肝气畅达、血不亏虚。

◎ 柴胡玉竹饮，疏肝理气任逍遥

疏肝解郁，柴胡很有效。中医名方"逍遥丸""柴胡疏肝散"里，柴胡都是主角。它有疏肝解郁的功效，对肝气郁结所致胸胁胀痛、月经不调都有效。此外，柴胡还是和解表里的良药，可治感冒发热。这里推荐一款疏肝理气、改善气郁体质的柴胡玉竹饮。

柴胡玉竹饮

成分：柴胡、玉竹、白茯苓各10克。

用法：将柴胡、玉竹、白茯苓入锅，加适量水煎10分钟，取汁，代茶饮用，每日1剂。

功效：理气解郁，疏肝健脾，适用于压力大、情绪不佳、更年期肝气郁结所致的胸闷、易发脾气等症。

玉竹、茯苓看似与气郁无关，但实际上它们对改善气郁有着很重要的作用。中医里说"久郁化火"，是指长期肝郁，气机欠缺畅达，造成气血瘀滞，久郁而化火。火伤津，而玉竹具有养阴润燥、生津止渴的功效。脾是气血生化之源，肝血相对不足可影响气机的畅达，茯苓祛湿而健脾。所以这三味药一起泡茶，可疏肝健脾、调畅气血、养阴生津。

容易过敏，特禀体质多喝玉屏风茶

特禀体质者是一类特殊的人群，他们接触某些常见的东西就会发生过敏，例如有的人接触到花粉会皮肤过敏，起红疹子，而有的则会发生哮喘、鼻炎等病症。

◎ 特禀体质的特征和症状

特禀体质者以过敏反应为主要特征，最常见的症状有荨麻疹、哮喘、咽痒、鼻塞、打喷嚏、流鼻涕等，且皮肤易出现抓痕。

特禀体质者的体质相对较差，尤其是在春秋等容易引发过敏的季节，因环境变化或其他原因而诱发宿疾。

◎ 玉屏风茶疏风固表，提高抵抗力

中医认为，人之所以会出现过敏现象，是因为肺、脾、肾等脏腑功能紊乱，导致邪气聚集在体内，使机体的卫气受损，免疫力下降，所以当身体接触外界刺激性物质（过敏原）时，就会诱发鼻炎、皮肤痒、气喘等病症。故特禀体质者不仅要尽可能地避开过敏原，还要巩固根本，益气固表，提高对过敏原的抵抗力。黄芪、防风、白术等中药具有益气固表、祛风散风的功效，有助于增强抵抗力，预防过敏。

黄芪是中医里经常用到的补气药物，具有很好的补气固表作用。防风具有祛风解表、胜湿止痛的功效，常用于风疹瘙痒、风湿痹痛等症。白术，《医学

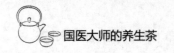

启源》说它能"除湿益燥，和中益气"，有很好的补气作用。

这三味药物都有助于益气固表、预防过敏，配伍使用则成玉屏风茶，可帮助特禀体质者改善体质。

☕ 玉屏风茶

成分： 防风5克，黄芪5克，白术3克，绿茶3克。

用法： 防风、黄芪、白术加500毫升水煎煮5分钟，取药汁冲泡绿茶。每日1剂。

功效： 疏风固表，适用于过敏引起的风疹、皮肤痒、鼻塞、鼻子发痒等症。

玉屏风茶实际上是在玉屏风散的基础上，灵活运用而成的。玉屏风散由防风、黄芪、白术组成，是中医里用于益气固表的名方，常用来治疗过敏性鼻炎、风疹等过敏症。

关于玉屏风散，中医方剂里有"玉屏组合少而精，芪术防风鼎足行"之说，意思是玉屏风散药味组成少而精，虽然只有三味药物，但黄芪是健脾补气药的代表，于内可大补脾肺之气，于外可固表止汗，是君药；白术则能健脾益气，加强黄芪益气固表的功能，为辅药；防风还有一个异名叫"屏风"，可以解表祛风。

◎ 特禀体质者的饮食宜忌

特禀体质者宜常吃糙米、蜂蜜、红枣、胡萝卜、金针菇等食物，这些食物可为身体提供丰富的营养，有助于补气，提高身体对过敏原的抵抗力。

少吃或不吃蚕豆、白扁豆、鲤鱼、虾、螃蟹、酒、辣椒、浓茶、咖啡等辛辣之品、腥膻发物及含致敏物质的食物，以免发生过敏反应。一些特禀体质者对食物添加剂过敏，因而要少吃蜜饯等含有添加剂的食品。

中药里也有不少能引发过敏的药物，如蒲公英、砂仁、金钱草等，特禀体质者要避免服用。

◎ 特禀体质常见的过敏原

生活中的一些过敏原容易诱发特禀体质者过敏，特禀体质者要尽量避免接触这些过敏原。

常见的过敏原包括藏匿在床单、枕头、地毯或窗帘上的尘螨，花粉、柳絮、草籽，宠物的毛发、皮屑，电脑、传真机、电视等电器所散发的臭氧气体，家具中的甲醛，药物，牛奶、蚕豆、海鲜等食物。

温馨小提示

发生过敏要及时就医

中药见效一般较慢，而过敏的发生大多起病急骤，上面提供的茶饮，仅作为预防和日常调理使用，想要快速起到抗过敏的作用是不现实的。所以当发生过敏时，正确的处理方式是先使用之前的药物以缓解哮喘、皮肤发痒等症状，然后及时就医。

第五章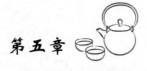

让身体保持好状态的滋补茶

　　不同的茶材、药材配伍使用后，性质、功用都会发生变化，日常养生，我们要结合身体的需要、茶的功效，选择适合自己的滋补茶，这样才能在享受茶香的同时也为健康加分。

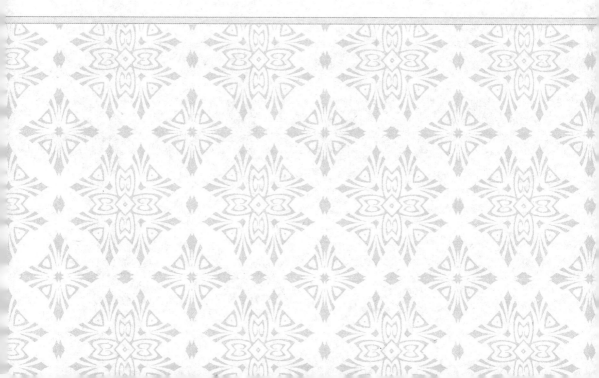

养肝补血——白芍当归滋肝茶

人体是血肉之躯，离不开血的滋养，五脏六腑和各器官组织只有得到血的充分濡养，才能保持正常功能，使阴阳平衡，身体健康。

◎ 肝血不足，全身都受影响

肝开窍于目，视觉功能与肝血的濡养息息相关，如果肝血不足，则可导致视物模糊、视力减退，用眼过度还有可能导致夜盲症。

肝胆互为表里，如果肝血不足，肝脏得不到足够的濡养，则可影响肝功能的正常发挥，进而影响到胆汁的代谢，导致口苦。

《黄帝内经》中说："肝者……其华在爪。"肝血不足则无法荣养指（趾）甲，使指（趾）甲苍白，变脆、易断。

肝血不足，不能上荣于头面，使人面色苍白、晦暗，口唇没有血色；对于女性来说，肝血虚还可导致月经不调，出现月经量变少、月经期变短，甚至闭经等症状。

"发为血之余，血盛则发润，血亏则发枯"，肝血不足的人常头发枯黄，没有光泽。

肝在体为筋，肝血不足的人容易出现四肢麻木、抽筋、手足震颤的现象，老年人症状尤为明显。

长期肝血不足可导致身体血虚，发生虚烦多梦、睡眠质量不高等问题。

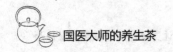

国医大师的养生茶

◎ 常喝白芍当归滋肝茶，滋肝养血、美容养颜

中医里说，女子以血为本，以肝为先天。补肝养血对于女性来说，可谓一生的必修课。白芍当归滋肝茶有很好的滋补作用，可帮助女性养肝补血。

白芍当归滋肝茶

成分：白芍、熟地黄、当归各适量。

用法：将白芍、熟地和当归共研碎末，混匀，每6克装入1个茶包，每次取1包，放入茶杯中，冲入沸水，加盖闷泡15~20分钟，去渣。代茶饮用，每日1剂。

功效：滋阴养肝，补血养颜，适用于肝血不足所致的面色萎黄、口唇苍白、视力减退、月经不调、头发枯黄等。

这款滋补茶由白芍、熟地黄、当归组成，当归是常用的补血药，有助于补肝血，改善肝血不足所致的月经不调、痛经等症。白芍也有养肝补血的作用，但与当归相比，其性质偏寒，可中和当归的燥性，使肝体柔和。熟地黄具有补血滋阴、益精填髓的功效，常用于肝肾阴虚所致的腰膝酸软、盗汗遗精、面色萎黄、月经不调、须发早白等症。

这款茶可起到养肝血、滋肾阴的作用。女性经常饮用，可很好地改善肝血不足之证，还能使面色红润、有光泽，头发乌黑亮泽。

当然，养肝补血并不是女性的专利，这款茶也适合肝血不足的男性饮用。肝肾阴虚的男性还可以用来调理遗精、腰膝酸软等症。

滋阴润肺——罗汉果养肺茶

肺与呼吸系统、水液的代谢调节、气血的运行以及皮肤和腠理的防御功能等息息相关，肺健康与否，对身体的健康至关重要。

◎ 肺为娇脏，"敏感而多疑"

五脏六腑里，肺脏最为娇弱，容易受到内外因素的影响，是人体最易失守的一道防线。总的来说，肺喜润恶燥，最怕燥热邪气。

秋季雨水较少，天气干爽，人体容易虚火上炎出现秋燥。秋燥易伤肺，使肺气过强而耗损身体津液，导致皮肤干裂、口干咽燥、咳嗽少痰等干燥症。

肺也怕热，一般舌尖比舌头其他部位更红的人通常有肺热。肺热属于热症，主要表现为恶寒发热、咳嗽胸痛、痰少而黏、呼吸不畅、口干咽燥等症。

◎ 罗汉果养肺茶，清热滋阴、养肺润肺

不论是肺燥还是肺热，都会耗损津液，影响肺的正常功能，因此调养上都需要滋阴润肺。在众多药食同源之物中，罗汉果是养肺的翘楚。

罗汉果被誉为神仙果，它还有一个美丽的传说。相传天降虫灾，神农尝百草以寻良方，如来佛祖怜悯神农之苦，特派十九罗汉下凡，以解神农氏之难。其中，有一位罗汉发愿，要灭尽人间虫灾，方回天界。发愿完毕，他遂化身为果。所以罗汉果蕴意罗汉所修之果。

罗汉果药用价值很高，其性凉，味甘，入肺、脾经，具有润肺止咳、生津

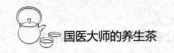

止渴的功效，适用于肺热或肺燥咳嗽、百日咳及暑热伤津、口渴等症。用罗汉果泡茶喝，能润肺养肺。

☕ 罗汉果养肺茶

成分： 罗汉果1个。

用法： 将罗汉果掰成两半，放入砂锅中，加入适量水，小火煮5分钟左右，取汁，代茶饮用。每周2~3次。罗汉果可反复煎煮至味淡。

功效： 养肺润肺，止咳化痰。雾霾天吸入污浊空气引起的咽部瘙痒，可用罗汉果茶来缓解。

罗汉果虽然没有副作用，但在使用时仍然要注意几点：

1.罗汉果性凉，寒性体质的人要少喝罗汉果茶；饮用罗汉果茶时宜加入1~2片姜，以中和罗汉果的寒性。

2.寒性咳嗽的人不宜饮用罗汉果茶，以免加重咳嗽症状。

3.罗汉果太甜，长期饮用可影响脾胃功能。

中医小常识

肺燥与肺热的区别

肺燥与肺热都有口干咽燥、咳嗽、少痰等症状，不同的是肺燥是燥邪伤肺，分"凉燥"和"温燥"，而肺热是热邪伤肺，与肝火旺、内热伤肺有关。

健胃消食——麦芽红茶

《黄帝内经·素问》中说:"饮入于胃,游益精气,上输于脾,脾气散精,上归于肺,通调水道,下输膀胱,水精四布,五精并行,合于四时五脏阴阳。"

这句话的意思是说,食物进入胃后,胃将食物消化吸收,并将营养物质输送到脾,脾进一步加工,使营养物质变成气血精微,然后运送到肺部,肺再将这些气血精微向下分配,分布到各个脏腑、组织和经络。胃作为食物的仓库和消化器官,如果功能出现异常,就会影响到接下来的一系列过程,使身体各脏腑器官的营养供应出现问题,还可导致腹胀、腹痛、消化不良、便秘等。因此,日常生活中健胃消食必不可少。

消化不良、食欲不振的人可常喝麦芽红茶,这款茶饮有很好的健胃消食作用。

麦芽红茶

成分: 麦芽10克,红茶3克。

用法: 麦芽洗净,加适量水煮沸,小火煎5分钟,取汤冲泡红茶饮用,每日1剂,分2~3次饮用。

功效: 养胃暖胃,健胃消食,尤其擅长消化淀粉含量高的食物,可用于小儿积食、食后腹胀等症。

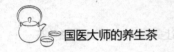

麦芽性平，味甘，入脾、胃经，具有行气消食、健脾开胃的功效，常用于食积、消化不良、腹胀、食欲不振等症。麦芽还是回乳的常用药，能减少乳汁分泌，缓解乳房胀痛。红茶性温，能暖胃养胃，秋冬季节经常喝红茶，有助于强健脾胃、暖身驱寒。

另外，山楂、神曲也都是很好的健胃消食药，可用于不同原因引起的消化不良。麦芽、山楂、神曲虽然都是常用的健胃消食之品，但它们擅长的领域却不同：麦芽擅长消化米面等淀粉类食物，山楂擅长消化肉类、油腻食物，神曲善于消化水酒、谷类宿食。这里再推荐两道相关茶方。

☕ 山楂麦芽茶

成分： 山楂干50克，麦芽25克。

用法： 将麦芽炒出香味，每10克山楂、5克麦芽混合均匀后用细纱布包好。每次取1份，放入茶杯中，热水冲泡即可饮用。

功效： 各种原因引起的积食，消化不良。

☕ 丁香神曲茶

成分： 丁香3克，神曲6克。

用法： 将丁香和神曲装入茶包，放入茶杯中，热水冲泡即可饮用。

功效： 适用于吃生冷饮食引起的消化不良。

补肾强身——苁蓉巴戟茶

《黄帝内经》认为肾为"藏精之所，主骨生髓，开窍于耳，其华在发，五行属水"，古代医家称肾为"先天之本""生命之源"。肾中精气是构成人体的基本物质，它主宰着人的生、长、壮、老、死等生命活动的全过程，与人体健康息息相关。

肾位于人体五脏的最下部，肾强则肾的热量和能量能够向上不停地滋养、温暖脾、肝等脏腑，使其发挥正常的功能，人体才能保持健康。因此，想要身体健康、强壮，补肾是根本。

> ## 苁蓉巴戟茶
>
> **成分：**肉苁蓉5克，巴戟天4克。
>
> **用法：**将肉苁蓉、巴戟天用水过滤，然后切成碎片放入锅内，加入500毫升水，煮沸后转小火煎10分钟左右。代茶饮用，一周2~3次。
>
> **功效：**补肾助阳，填精益髓，润肠通便，适用于精血不足、阳痿早泄、腰膝酸软者。

肉苁蓉有"沙漠人参"的美誉，具有补肾阳、益精血、润肠道的功效，是历代补肾壮阳类名方中使用频度最高的补益药物之一，常用于治疗肾阳虚衰、精血不足所致的阳痿、遗精、尿频、腰膝酸软、肠燥便秘、宫寒不孕等症。巴

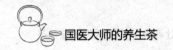

戟天也是补肾阳的良药，常用于阳痿、遗精、宫冷不孕、月经不调、小腹冷痛等症的调理。这款茶将肉苁蓉、巴戟天配伍使用，补肾强身效果显著，适合肾阳虚衰、经血不足的人调养之用。

除了肉苁蓉、巴戟天，补肾的茶材还有很多，比如杜仲、菟丝子、制首乌、补骨脂、仙茅、骨碎补、淫羊藿等。下面这道茶就很适合中老年人补肾强身之用。

☕ 中老年强身茶

成分： 制首乌8克，菟丝子10克，补骨脂6克。

用法： 将以上原料加水煎煮取汁，1日分2~3次饮用，每周2~3次。

功效： 滋补肝肾，强身健体。

这道茶使用了首乌，首乌具有养血滋阴的功效，对老年人血虚头昏目眩、心悸、失眠、肠燥便秘、头发早白等都有调理作用。精神不济、腿膝酸软乏力、滑精、性功能衰退，以及小便余沥不净的人可以常喝此茶。

要注意的是，首乌有生首乌和制首乌之分，居家调养应选择制首乌，生首乌有一定的滑肠作用，会引起轻微腹泻。

提神醒脑——迷迭香茶

天气环境的影响，休息不足，以及脏腑功能失调等，都有可能使人头脑发晕、精神不振。如果影响到正常的工作和学习，就需要采取一定的措施来提神醒脑了。

日常生活中，一些常见的芳香类食物或中药就有提神醒脑的作用，如迷迭香。迷迭香拥有独特的香味，能使人头脑清醒、心情愉悦，增强脑部功能，提高记忆力，减轻头痛症状。工作和学习时如果感觉头昏脑涨，可以用迷迭香泡茶喝，可很快振奋精神，提高效率。

> ### 🍵 迷迭香茶
>
> **成分：** 迷迭香5克，冰糖15克。
>
> **用法：** 将迷迭香放入杯中，冲入适量沸水，加盖闷泡10分钟，加冰糖调味，代茶不拘时饮用。
>
> **功效：** 提神醒脑，改善头晕头胀等症。

迷迭香除了用来泡茶喝外，它的干花也有很好的提神醒脑作用。可在办公桌上放一两包迷迭香干花，感觉困乏的时候闻一闻，有助于使大脑清醒，让人不再昏昏欲睡。

这道茶，也可以将迷迭香换成薄荷，效果一样。

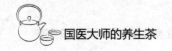

清心养心——莲心竹叶麦冬茶

心属火，夏主热，心与夏天同气相求，故而"暑气通于心"。也就是说暑热可使心火变得更旺。心火对身体各脏器有温煦的作用，但如果这种火力太过，也会心火上炎，导致口腔溃疡、失眠、心神不宁、心情烦躁、便秘等症。所以，夏天要注意清心养心，心火旺的人，可以经常喝莲心竹叶麦冬茶，能清心除烦。

> ### 莲心竹叶麦冬茶
>
> **成分：** 莲子心、鲜竹叶心、鲜佩兰各3克，麦冬5克。
> **用法：** 将上述茶材包好，放入杯中，冲入适量沸水，加盖闷泡10~15分钟，晾凉后代茶饮用，每日1剂。
> **功效：** 清热祛暑，清心除烦，适用于暑热所致的胸闷汗多、心烦口渴、失眠多梦等症。

这款莲心竹叶麦冬茶是在莲心茶的基础上，加入竹叶心、麦冬、鲜佩兰而成。莲子心味道清苦，却是清心火的良药，可调理心肾不交、阴虚火旺导致的失眠症；竹叶心功效跟淡竹叶相似，有清心除烦的作用；麦冬生津解渴、润肺止咳，能养心阴；鲜佩兰有清热解暑、化湿健胃的作用。四味药合用，特别适合在夏季炎炎时清心养心。

清热祛火——芦荟甘草茶

上火是生活中最常见的现象——生了口腔溃疡，有口臭，首先想到是上火了；牙痛、嗓子疼，也可能是上火引起的；为一件小事急躁愤怒，是肝火太旺的表现。上火了，很多人会去买清火药吃，夏天的时候，有的人也习惯吃一些清热祛火药降降火。其实，清热祛火不一定非得吃药，只要喝对茶就能轻松祛火。

火有虚火和实火之分，上面提到的咽喉及牙龈肿痛、口干、口臭、口腔溃疡，以及大便干燥等症，多与肠胃积热有关，都属于实火。对于这一类型的上火，芦荟甘草茶就很见效。

☕ 芦荟甘草茶

成分： 芦荟5克，甘草2克，麦冬5克。

用法： 将以上原料装入细纱布袋中，放入茶杯，冲入沸水，加盖闷泡10分钟左右，代茶饮用，每日1剂。

功效： 清热解毒，适用于胃火灼盛，症见口臭、口干，牙龈红肿，消化过快、容易饿等。

如果是上火长痘，还可以试试下面两款茶。

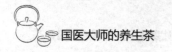

双花除痘茶

成分： 金银花、菊花各6克，连翘10克。

用法： 将所有茶材放入茶壶中，用600毫升沸水冲泡，焖5分钟即可。

功效： 清热解毒，去除青春痘。

黄芩蒲公英清热

成分： 黄芩、蒲公英、天花粉各5克。

用法： 将所有药材加水500毫升，煎煮5分钟，待凉后即可饮用。

功效： 黄芩清肺胃之热，蒲公英凉血、解湿热，天花粉消脓肿、清胃热、生津。这款茶适用于上火导致的下巴、鼻子有大颗的脓疱型痘痘，以及易便秘者。

用法及宜忌： 每天1~2次。孕妇不宜饮用。

需要注意的是，如果是虚火，就不可一味清火了。虚火通常是由寒引起的，寒耗损肾阳，使肾阳亏虚、肾气虚弱，就无法推动肾水灌溉、滋润全身，使全身各个组织器官变得缺水，变得干燥，于是看起来就像上火了一样。对于这一类型的上火，要滋阴补阳，由于症状各异，后面会在具体病症中有所论及，这里不再详述。

牛肉、羊肉、大蒜、辣椒、生姜、茴香、花椒等温热、辛辣食物可助热，上火的人要少吃或不吃。另外，肥腻的食物、高糖分食物会加重脾胃负担，影响消化，使体内热症更重，上火的人也不宜吃。

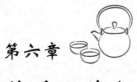

第六章

简单小茶方，赶走小病小痛

　　喝茶不仅能放松身心、陶冶情操，还是防病和辅助治病的好方法。遭遇感冒、咳嗽、情绪差、口臭、口疮等小烦恼时，有针对性地选择茶叶，或者在茶里加点儿料，就能帮助缓解身体不适，赶走小病小痛。

感冒初起流清涕，五神茶让身体轻松

民间有很多有关秋季的诗词和谚语："天凉好个秋""一场秋雨一场寒""哪堪秋雨助凄凉"等，都是说秋天天气转凉，让人觉得冷飕飕的。在这种情况下，很多人由于没有及时增加衣物，就特别容易患上风寒感冒。

风寒感冒与风热感冒不同，它是因风吹受凉而引起的感冒，秋冬发生较多。症状是浑身酸痛、鼻塞、流清鼻涕、咳嗽有痰。

◎ 五神茶能防治风寒感冒

得了风寒感冒，要对症用药。尤其是不要乱服用抗生素，或者有点儿轻微感冒就去打点滴。轻微感冒可以在家调理，喝点儿热茶、热汤都是可以的。中医治疗一般是用发热解表之法，常用荆芥、紫苏、生姜、麻黄、防风、桂枝等中药。

这里推荐一款五神茶，能很好地防治风寒感冒，带来温暖的感觉。

五神就是五味常见的中药，分别是荆芥、紫苏叶、红糖、茶叶、生姜。

荆芥有解表散风、透疹的作用，用于治疗感冒、头痛、麻疹、风疹、疮疡初起等，其性辛散气香，长于发表散风，且微温不烈，药性缓和，为发散风寒药中药性最为平和的一味。对于外感表证，无论风寒、风热或寒热不明显者，均可使用。

紫苏叶具有解表散寒、行气和胃的作用。《别录》里说它："主下气，除寒中。"用于风寒感冒、咳嗽呕恶、妊娠呕吐、鱼蟹中毒等。

生姜既是食物也是一味发热解表的中药，适合风寒感冒；红糖性质温和，

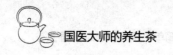

营养丰富，风寒感冒时冲一杯红糖水，慢慢饮用，对缓解鼻塞和胃寒症状是很有好处的。

🍵 五神茶

成分： 荆芥、紫苏叶、茶叶各3克，生姜3片，红糖15克。

用法： 将荆芥、紫苏叶、茶叶用细纱布包起来，与生姜、红糖一同放入杯中，热水冲泡即可饮用。

功效： 此茶有发散风寒、祛风止痛的作用，适用于风寒感冒，症见畏寒、身痛、无汗等。

用法及禁忌： 每日1次，饭后服用。

这里用的几种中药，实际上也都是生活中常见的食物，像荆芥、紫苏叶、生姜，除了泡茶饮用，在烹饪时适当多用些，对于防治风寒感冒，减轻身体沉重不适等，也有很好的效果。

如果嫌材料太多，也可以精简一下，只取其中的生姜和紫苏叶两味，制成姜苏茶也可。本方以药代茶，味少而精，简便实用，非常适合家庭保健防病之用。

◎ 风寒感冒、风热感冒与暑湿感冒怎么区别

中医上将感冒分为许多证型，常见的证型主要是风寒感冒、风热感冒和暑湿感冒。三者发病原因不同，症状表现不同，治疗方法也不同，切不可混淆。

风寒型感冒

风寒感冒是风寒之邪外袭、肺气失宣所致，秋冬发生较多。其症状为鼻塞、喷嚏、咳嗽、头痛等，苔薄白，畏寒、低热、无汗，吐稀薄白色痰，肌肉

疼痛，咽喉红肿疼痛，流清涕，口不渴或渴喜热饮。

风热型感冒

风热感冒是感受风热之邪所致的表证。其症状为发热重，痰液黏稠呈黄色或带黑色，喉咙痛，通常在感冒症状出现之前就痛，还可伴有便秘、浓涕，鼻涕通常为黄色，且口渴多饮、心烦。

暑湿型感冒

暑湿型感冒多发生在夏季。其症状为鼻塞、流涕、咳嗽、头痛、口淡无味、发热畏寒，还可伴有头痛、头胀、腹痛、腹泻等症状。

感冒流浓涕，桑菊饮可疏散风热

跟风寒感冒相对，风热感冒是因为身体感受风热使肺气失和而导致的。风热感冒的症状主要表现为发热重、微恶风、头胀痛、有汗、咽喉红肿疼痛、咳嗽、痰粘或黄、鼻塞流黄涕、口渴喜饮、舌尖边红、苔薄白微黄等。

◎ 风热感冒要疏散风热、润肠通便

风热感冒的人，除了有感冒的各种表现外，还有一个特点，那就是常有便秘的症状。风热感冒为什么会发生便秘呢？中医认为，肺与大肠互为表里，排便不畅会影响到肺的功能，使肺气失和，从而出现感冒的症状。因此，风热感冒的调养，疏散风热的同时，还要润肠通便。

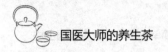

◎ 桑菊饮——防治风热感冒的经典名方

治疗风热感冒，中医里有个很经典的方子，叫桑菊饮。这个方子源自吴塘的《温病条辨》，由桑叶、菊花、杏仁、连翘、薄荷、桔梗、甘草、芦根8味药组成。

桑叶清泻肺热；菊花清热解毒、祛除肝肺之热；薄荷辛凉解表，缓解头痛症状；连翘苦寒，清热解毒、润肠通便，可促使体内热气排出体外；杏仁、桔梗宣肺气、止咳化痰；芦根清热养阴、生津止渴，可弥补风热伤津对机体的损伤；甘草调和各种药物的药性，减轻方剂中药物的副作用。

将这几味药做成茶饮，调理风热感冒也是很有效的。

🍵 桑菊饮

成分： 桑叶7.5克，菊花3克，杏仁6克，连翘5克，薄荷2.5克，桔梗6克，甘草2.5克，芦根6克。

用法： 水煎取汁，代茶频饮。

功效： 疏风清热，宣肺止咳。

如果觉得上面的药方过于烦琐，可以用夏桑菊茶，由夏枯草、桑叶、菊花组成。夏枯草有清火、明目、散结的功效，常用于目赤肿痛、头痛眩晕、高血压等症，与桑叶、菊花搭配，对风热感冒引起的头痛、咳嗽、发热有很好的缓解作用。

夏桑菊茶

成分： 夏枯草、桑叶各8克，菊花10朵。

用法： 将夏枯草、桑叶、菊花放入砂锅中，加适量水煮沸，小火煎5分钟，关火，加盖闷至药汤温热可饮后代茶频饮。

功效： 疏风清热，辛凉解表。

◎ 发热重的人，可以用银翘茶

对症调养感冒，不仅要分清"寒""热"，即便同是风热感冒，也要根据轻重不同情况选择合适的茶方。

治疗风热感冒，还有一个经典方叫银翘散，用金银花配伍荆芥、豆豉、牛蒡子、竹叶，此方解表清热力较桑菊饮强，更适合风热感冒咳嗽少而发热重的人。这个方子同样也可以做成简单的茶饮。

银翘茶

成分： 连翘、金银花各6克，桔梗5克，薄荷3克，竹叶9克。

用法： 以上材料，放入砂锅加水煎煮，待有香气沁出时即关火，取汁代茶频饮。

功效： 清热解表，适用于感冒发热重者。

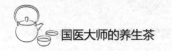

感冒腹泻是暑湿，喝香薷茶

夏季天气炎热，大多数人忽略了还会有感冒造访，其实，夏季感冒一点儿也不比冬季少见。而且夏季感冒往往与暑湿勾结，使人出现头重身痛、身体发热、无汗恶寒等症。这种感冒也称暑湿感冒。

暑湿感冒的发生，跟气温过高，人们贪凉吹空调、过食冷饮冷食有很大的关系。针对暑湿感冒，需要祛除暑湿、发汗解表。

很多人认为夏季感冒是风热感冒，其实更多的可能是暑湿，二者的区别还是很明显的。与风热感冒相比，暑湿感冒的一个明显特征是，出汗后热度仍然不减，头昏脑涨，身重倦怠，腹泻。

◎ 香薷茶是祛暑热、散寒湿的名方

宋代《太平惠民和剂局方》中有一首治疗暑湿感冒的经典名方，叫作香薷散，它由香薷、白扁豆、厚朴组成。

香薷又称蜜蜂草，有发汗解暑、行水散湿、温胃调中的功效，是夏季中暑、受凉、头痛发热、恶寒无汗常用的一味药物，《本草纲目》中说："世医治暑病，以香薷饮为首药。"白扁豆具有健脾胃、清暑湿的功效，《本草纲目》中记载，"其性温平，得乎中和，脾之谷也……通利三焦，能化清降浊……消暑除湿而解毒也"。暑湿内蕴、腹胀腹痛、脾胃虚弱，都可以用白扁豆调理。

厚朴具有燥湿消痰、下气除满的作用，配合使用，对湿滞脾胃、食积气滞、腹胀便秘、痰咳等暑湿之症有一定的调理作用。

香薷茶

成分： 香薷9克，厚朴7克，白扁豆20克。

用法： 将上述药物研为粗末，装入茶包，放入杯中，冲入沸水，加盖闷15分钟左右。代茶频饮，每日1剂。

功效： 发汗解暑，化湿和中，适用于感受暑湿引起的头痛、身痛、鼻塞、咳嗽、无汗、恶寒等症。

◎ 暑湿感冒跟中暑是两回事

暑湿感冒和中暑都是天热惹的祸，不少人会把两者混为一谈。确实，暑湿感冒和中暑都有暑中夹湿的现象，所以都会出现相同的胃肠道症状，如腹胀、腹泻、食欲不振等。不过二者也是有区别的。

一是症状不全一样：暑湿感冒因属感冒范畴，有发热、鼻塞、流涕等明显的感冒症状；中暑虽有发热，但无其他感冒症状，这是两者根本的区别。

二是诱因不同：中暑多在高温环境下劳作而生；暑湿感冒的主要起因是人体感受风寒暑湿，外界诱因并不明显。

三是病情发展不同：暑湿感冒病程缠绵，大多需数日治疗方能痊愈；中暑发病急，恢复也快，一般1~2天症状便可消除。

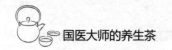

川芎荆芥茶，快速缓解风寒头痛

头痛是生活中再常见不过的不适症状了。与感冒一样，常见的头痛类型有风寒头痛、风热头痛和风湿头痛。

风寒头痛，就是感受风寒而导致的头痛，多发生在吹风受寒之后，主要症状表现为头痛，以前额、太阳穴区域疼痛最为明显，常牵连颈部，使颈部变得僵硬、肌肉紧张，还伴有无汗、口不渴、不发热等症。风寒头痛起病急，而且怕风，遇风寒头痛会加剧。

◎ 川芎荆芥茶防治风寒头痛

当出现头痛症状时，不要盲目地服止痛药，应及时就医，在医生的指导下正确用药。头痛症状轻、病因明确的，可以用茶饮进行调理，如风寒头痛者可用川芎茶调散。川芎茶调散出自宋代《太平惠民和剂局方》，因以川芎为主药而制成散剂，用清茶调服，故得名"川芎茶调散"，是治疗外感风寒头痛的经典方。我们也可以用川芎、荆芥来泡茶，对缓解风寒头痛有一定的效果。

🍵 川芎荆芥茶

成分： 川芎30克，荆芥12克。

用法： 共研为细末，每次取6克放入茶包中，沸水冲泡服用，饭后服用。

功效： 疏风止痛，除湿散寒。

川芎不仅可以活血化瘀，还有祛风止痛的作用，擅长治疗头顶、头部两侧疼痛，是治疗头痛的重要药物；荆芥能助川芎疏风止痛，并能消散头部发热、疼痛的症状。

◎ 风寒头痛、风热头痛与风湿头痛

风寒头痛、风热头痛和风湿头痛，三者都因感受风邪而发病，但出现的头痛症状却不同。

风寒头痛

（症状见上页）

风热头痛

风热侵袭机体，沿着经络、气血上犯头部，侵扰大脑的清明，使经脉气血被扰乱而出现头痛。风热头痛的主要症状是起病急、发热重、脸发红、微微怕冷、出汗不畅、头部胀痛、咳嗽、痰黏或黄、口干咽燥、鼻塞、流黄浊鼻涕、口渴想喝水、舌苔薄白微黄。

风湿头痛

湿气有黏滞的特点，风湿侵扰头部，影响头部的气血运行，会出现头晕、头痛的症状。风湿头痛就像一件衣服包裹住头部，使人觉得头昏脑涨、身体沉重、四肢疲乏、胸闷、小便不利、大便黏滞、反应迟钝等。

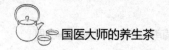

黄芩白芷茶清热疏风，适合风热头痛

风热头痛，即外感风热引起的头痛。在《医林绳墨·头痛》中记载："上攻头目，或连齿鼻不定而作痛者，此为风热之头痛也。"

风热头通多见于夏秋季节，此时暑热炽盛，天气干爽，多风，最容易感受风热。风热头痛起病急，疼痛剧烈，而且常伴有发热重、鼻塞、流浓浊鼻涕、面红耳赤、口渴喜饮等症状。

风热头痛的调养当以疏风散热、止痛为要，可饮用黄芩白芷茶。

> ## 黄芩白芷茶
>
> **成分：** 茉莉花茶3克，黄芩、白芷各5克。
>
> **用法：** 将茉莉花茶、黄芩、白芷一同用250毫升沸水冲泡，加盖闷泡15分钟左右即可。每日1~2剂，冲饮至味淡。
>
> **功效：** 清热疏风，适于风热头痛轻者。

黄芩苦寒，具有清热燥湿、泻火解毒、凉血止血等功效，是治疗温热病，如上呼吸道感染、肺热咳嗽、湿热黄疸等的常用药，也是历代医方里的清热要药。

白芷性温，味辛，入肺、脾、胃经，具有祛风燥湿、消肿止痛的功效，常用来治疗头痛、牙痛、三叉神经痛，止痛效果显著。

茉莉花茶气味芳香，可清利头目、缓解头痛，而且具有清热解毒、安神解郁、理气健脾的功效。头痛、食欲不振、消化不良、身困乏力等都可用茉莉花茶进行调理。

另外，菊花、薄荷等也具有很好的疏风解热作用。

菊花蜂蜜

成分： 绿茶2克，菊花6朵，蜂蜜25克。

用法： 将菊花、绿茶放入杯中，用沸水冲泡，略凉后加入蜂蜜即可饮用。每天1次，冲饮至味淡。

功效： 除风热、止头痛。

茶叶薄荷

成分： 绿茶3克、薄荷2克。

用法： 将菊花、薄荷放入杯中，用沸水冲泡，略凉后频服。

功效： 疏风解热、止头痛。

温馨小提示

充足的睡眠有助于缓解头痛

当发生风热头痛时，服药后疼痛得以缓解后，最好卧床休息。充足的睡眠有助于机体的自我修复，对缓解头痛、促进身体痊愈有益。如果难以入睡，可先洗个温水澡，温水能带走身体里的一部分热量，使发热重的症状减轻，而且可以放松身心，帮助入眠。

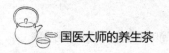

风湿头痛，羌活苍陈茶让你神清气爽

说起风湿，很多人第一反应是风湿性关节炎，其实风湿还会导致头痛。这是因为风湿不安分，会随着气血沿着经络循行，若上冲于头部及脑部，蒙蔽清窍，就会使人头晕头痛。

风湿头痛时，会感觉头部就像被湿衣服包住一样，昏昏胀胀的十分沉重，身体也感觉困重、没有力气，还会伴有胸闷、反应迟钝、大便溏薄等症。

对于风湿头痛，调养时不仅要解表止痛，还要祛除风湿。羌活苍陈茶具有祛风湿、止痛头的作用，适宜风湿头痛者饮用。

羌活苍陈茶

成分： 红茶5克，羌活6克，苍术、陈皮各5克。

用法： 将羌活、苍术和陈皮用450毫升水煮沸15分钟，取沸汤冲泡红茶。每日1剂，随时温饮。

功效： 疏风祛湿，适于风湿入体所致的头痛、四肢困重、伴有胸闷等。

羌活性温，味辛、苦，入膀胱、肾经，能散表寒、祛风湿、利关节、止痛，是治疗风湿的常用药，被誉为"退风使者"，著名的九味羌活汤，就是以羌活为主药的祛风湿名方。

　　苍术性温，味辛、苦，入脾、胃、肝经，具有燥湿健脾、祛风散寒、明目的功效，常用于湿阻脾胃所致的腹胀、腹泻、水肿以及风湿痹痛、风寒感冒、眼睛干涩昏花等症。用于治疗风湿时，常与羌活配伍。

　　陈皮大家就很熟悉了，它具有理气健脾、燥湿化痰的功效。脾主运化，有运化水湿的功能，脾健则身体里的水湿就能及时代谢出去。

　　风湿通常伴有寒证，红茶性温，有祛寒暖身的作用，有助于祛除身体寒气，缓解头痛。

温馨小提示

预防风湿头痛要避免受潮

　　导致风湿性头痛的一个很重要的原因是淋雨和经常处于潮湿环境，而且有风湿头痛的人一遇阴湿天气头昏脑涨的症状就会加重，所以生活中一定要避免淋雨。平时洗完头发要彻底擦干后再睡觉，否则第二天早上起来头也会昏昏沉沉的。

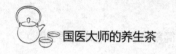

一遇寒就咳嗽，喝生姜杏仁茶温肺止咳

每到季节交替的时候，我们身边咳嗽的人就多了起来。医学上常说咳嗽是人体自我保护的一种机制，可帮助机体排出多余的分泌物及吸入的异物，保持呼吸通畅。故而很多人认为咳嗽只是小毛小病，吃点儿药也就挺过去了。其实，咳嗽没有那么简单。

◎ 天冷咳嗽，多是寒气伤了肺

人体的五脏六腑出了任何问题，都会在身体上表现出来。咳嗽只是一个症状，肺主气，司呼吸，咳嗽多是因为肺的功能出现了异常。

肺很娇嫩，起风转凉、阴雨天气时，如果不注意保暖，肺很容易受寒。肺受寒后，肺气变得不顺畅，人就会咳嗽，严重的还可伴有气喘、手脚冰凉、身体怕冷的症状。

冬季天气寒冷，当寒冷的空气通过呼吸道时，会带走大量的热量，同时还会入侵肺部，影响肺气的升降而引发咳嗽。因此，天气转凉变冷时，要注意防寒养肺。

◎ 生姜杏仁茶温肺止咳

寒气伤肺的咳嗽，也就是人们常说的寒咳，主要表现为：咳嗽，有白痰，痰质清淡，比较容易咳出。对于这种咳嗽，可以用生姜杏仁茶温肺止咳。

生姜杏仁茶

成分： 杏仁10克，生姜3片，白萝卜100克。

用法： 将杏仁、生姜、白萝卜水煎取汁，代茶饮用，以微微发汗为度。

功效： 宣达肺气，化痰止咳。

生姜杏仁茶的组方很简单，杏仁、生姜、白萝卜都是日常生活常见的药物和食物。其中，杏仁味苦，入肺经，苦能降气，兼疏利开通之性，有助于宣肺、止咳、平喘。生姜性微温，有温阳散寒的作用，"寒者热之"，寒气伤肺需要温热性质的药物来赶走寒气，生姜最为适宜。白萝卜具有行气化痰的作用，可助杏仁宣肺，又能中和生姜的一部分燥性。

◎ 防寒气伤肺要多运动

运动是增强肺功能、预防寒气伤肺最好的方法。平时可以根据自己的喜好，选择合适的运动来锻炼身体。如散步、瑜伽、打太极拳等，运动至微微发汗，能有效地改善心肺功能。要避免剧烈运动，以免大量出汗而耗损阳气。

想要增强肺功能，可经常训练腹式呼吸。方法为：站立，身体自然放松，吸气，同时腹部慢慢鼓起，当到最大程度时，屏住气息3~5秒，然后呼气，同时腹部慢慢那收起。每次5~10分钟，每天3~5次，可有效地改善肺功能，增强肺气。

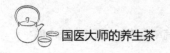

失眠还腹胀，用橘茹饮理气和胃

对于现代人来说，失眠是家常便饭了。很多人上了一天班，虽然很累，但就是睡不着，躺下来了还总想再看看手机，刷刷朋友圈。好不容易睡着了，还老是做梦，经常有一点儿响声就容易惊醒，而且醒来之后就睡不着了。这就是失眠。

失眠虽然不是什么大病，但长期休息不好会使人感到头昏脑涨、精神萎靡、倦怠无力、头痛头晕、注意力不集中、记忆力减退，而且脾气也变得烦躁、容易生气，给学习、工作带来无尽的困扰。

出现失眠时，要注意自我调节和调养。导致失眠的原因有很多，调养时要注意对症。

◎ 肝胃不和可影响睡眠

《黄帝内经》中说："胃不和则卧不安。"意思是胃中不和、脾胃功能失调可影响睡眠。肝属木，脾胃属土，"木疏土"，肝的精神情志疏泄功能正常，则有利于促进消化系统的消化吸收；如果肝脏功能失调，"木不疏土"，则会造成胃肠道功能停滞，胃气上逆，继而造成失眠。

肝胃不和常表现为如下症状：

肝胃不和常由饮食不节、生活没有规律导致，所以常有腹胀、打嗝、泛酸、苦口等症状。

肝气犯胃可能导致肝气不舒，使人觉得胸胁疼痛、胃口差。

晚上睡觉的时候觉得腹部胀得难受，故而难以入睡，即使入睡也睡得不深容易惊醒，而且醒来后再也无法入睡。

肝胃不和的人会因长期失眠而形体消瘦，眼眶发黑，双眼无神乏力，皮肤干燥没有光泽。

◎ 橘茹饮标本兼治助睡眠

对于肝胃不和型失眠，温胆宁心是标，调理脾胃是本。居家调理，可用橘茹饮。

☕ 橘茹饮

成分： 陈皮、竹茹、柿饼各20克，生姜3片，白砂糖15克。

用法： 1.将橘皮洗净、润透后切成约1厘米宽的长条；竹茹挽成小团；干柿饼切成约0.2~0.3厘米厚的片。

2.将橘皮、竹茹、柿饼、生姜一同放入锅内，加清水约1000毫升，大火煮开后改小火煎约20分钟，滤出药汁；再煎一次，合并煎液，用洁净的细纱布过滤出澄清的药液。

3.加入白糖，搅匀后代茶饮用。

功效： 理气和胃，降逆调神，适用于年轻人失眠，及中老年人失眠症状较轻者。

橘茹饮中的药味少，多为药食两用之品。其中，陈皮性温，理气解郁，宽中健脾，有助于顺肝气、降胃气。竹茹性微寒，味甘，入肺、胃，心、胆经，具有清热化痰、除烦止呕的功效，常用于肝胆火旺挟痰、心神不宁、心烦失眠、胃热呕吐等症。

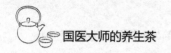

柿饼由成熟柿子去掉外皮，晒干压制而成，性寒，味甘、涩，入心、肺、胃经，具有润肺、涩肠、止血的功效，可润肠通便，祛除肠胃积热。生姜性微温，可温胃止呕、健胃消食、增进食欲。白砂糖的运用，不仅可以调味，其性平，味甘，入脾、肺经，有润肺生津、止咳、舒缓肝气等功效。

上述食药相配，可疏肝和胃，使五脏和谐，故而心神得养，失眠得解。

失眠盗汗，来杯百麦安神饮

都说水火不容，水与火是天生的死对头。但是，在人体里，需要水火交融才能完成生命活动。其中，火指的是心，水指的是肾。

五脏中，心属火，肾属水，水火交融、心肾相交，彼此交通协调，保持平衡，才有白天的精神焕发，晚上的安然入睡。如果心肾不交，水火分离，失去了相互交融、相互克制，则会影响人的精神状态，引起失眠。

◎ 心肾不交型失眠的特点

心肾不交型失眠主要表现为以下症状：

• 醒着时头晕，健忘，记忆力减退，耳鸣心慌。

• 难以入睡，即使入睡也容易惊醒。

• 睡觉时盗汗遗精。

• 心火上炎则口干咽燥、脸色潮红、舌苔红；肾阴不足则腰膝酸软、早泄无力。

心肾不交的原因，一是房事不节、纵欲过度，二是劳心过度。现代人工作竞争越来越激烈，各种压力使人思虑过度，或者心情抑郁。郁而化火，火灼伤肾阴，使身体肾阴不足。肾阴不足，无法制约心火，就会导致心火亢盛，心肾失和，继而出现心神不宁、失眠等症状。

另外，随着年龄的增长，肾精逐渐衰弱，也易出现肝肾阴虚、心火偏旺的情况。

◎ 百麦安神饮滋养心肾

对于心肾补交引起的失眠，可用百麦安神饮来调理。百麦安神饮由百合、淮小麦、莲子心、莲子肉、夜交藤、红枣、甘草组成。

> ### ☕ 百麦安神饮
>
> **成分：** 百合15克，淮小麦15克，莲子心3克，莲子肉15克，夜交藤10克，红枣5枚，甘草6克。
>
> **用法：** 将所有茶材放入砂锅中，用适量冷水浸泡半小时，再加水至500毫升，大火煮沸后转小火煎20分钟，滤汁，不拘时代茶温饮。
>
> **活用：** 如果平时老感觉喉咙里有痰，还可以往里面加竹茹9克、生姜6克，以祛湿除痰。

如果只用淮小麦、红枣、甘草，就是治疗脏躁症的经典名方——甘麦大枣汤。

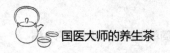

甘麦大枣汤是张仲景《金匮要略》中的一首名方，具有养心安神、调和肝气的功效，能治疗"妇人脏躁，喜悲伤欲哭，象如神灵所作，数欠伸（打呵欠）"。

百麦安神饮在甘麦大枣汤的基础上增加了滋阴生津的百合，清心火、安心神的莲子心，滋补肝肾的莲子肉，以及养心安神的夜交藤，有助于滋肝补肾、清心养阴、安神助眠。

如果觉得上面这个方子繁杂，可以直接用甘麦大枣汤来益气养心、滋阴养血。

🍵 甘麦大枣汤

成分： 甘草9克，小麦15克，红枣10枚。

用法： 甘草、小麦、红枣一起放入锅中，加水，小火煮10分钟。每日1剂，分3次温服。

功效： 养心血，益心阴，润燥安神。

便秘消化不良，山谷麦芽茶健脾消食

《黄帝内经》中说："饮食自倍，肠胃乃伤。"意思是说，饮食过量会伤害脾胃。老年人脾胃功能开始衰退，肠胃蠕动减慢，因此饮食更要有节制，尤其是辛辣、刺激、油腻的食物，这些食物难以消化，吃多了就会壅积在肠胃里，损伤脾胃，导致便秘。

◎ 活用山谷麦芽茶，健脾胃、调肠道

名医张景岳在《景岳全书》中说："老人虚人易于伤食……伤食有伤谷、伤面、伤肉、伤鱼鳖、伤蟹、伤蛋、伤生冷果菜、伤酒、伤茶等……"对于这种类型的便秘，可通过山谷麦芽茶进行调理。

🍵 山谷麦芽茶

成分： 山楂、麦芽、谷芽各30克。

用法： 将山楂、麦芽、谷芽以微火炒到微香微黄，每次取5克放入茶包，用90℃左右的开水泡茶饮用，不拘次数。

功效： 益气健脾，消食化滞。

山楂、麦芽、谷芽都是健脾胃、消食积的良药，其中麦芽、谷芽可促进面食、谷类食物的消化，山楂有助于肉类食物的消化。在用山谷麦芽茶时，可结合自己的饮食习惯调整用量。如果是平时喜食面食，可以多用点儿麦芽和谷

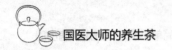

芽；如果喜食肉类，可以多放点儿山楂。

◎ 排便困难，多喝枳实槟榔茶

一些老年人经常便秘，而且排便很困难，这时可多喝枳实槟榔茶。《药品化义》中记载："枳实专泄胃实，开导坚结"，适用于脾虚导致的食积、大便秘结、腹胀等症。槟榔具有消积行气、利水杀虫等功效；由槟榔与乌药、人参、沉香组成的四磨汤是补脾消积的经典名方。

枳实槟榔茶

成分： 枳实30克，槟榔30克。

用法： 将枳实炒至微香，槟榔炒至微焦，然后混匀。每次取5克，沸水冲泡，闷泡10分钟，代茶饮，不拘次数。

功效： 开坚散结，消食导滞。

活用： 如果便秘程度特别严重，可在此方的基础上加入少许番泻叶，番泻叶属于轻泻药，有润肠通便的作用。

温馨小提示

便秘不要乱吃泻药

吃泻药缓解便秘虽然看起来见效快，但会刺激肠胃，使肠胃蠕动减慢而加重便秘。

清热通便药又多性质苦寒，苦寒耗气，会使原本虚弱的脏腑功能更加虚弱。另外，泻药反复刺激肠道，时间长了可使肠道黏膜应激性减退，排便更加困难。

茵陈茶——适合便秘黏腻者

便秘除了难下，有时也可能是黏腻不爽，就是大便偏软、黏秽。所谓黏，就是大便细而软，排之不爽，总觉得排便难，有残便感，而且粪便总沾在便池上，不容易冲走。所谓的秽，意思是这种粪便的气味很大很臭，有时肛门还有灼热感。

这种便秘其实是由湿热秽浊郁积大肠造成的。湿具有黏滞的特点，大肠湿热，大便就会变得黏腻，像胶水一样，虽然稀，但是也很难排出。中医里把这种便秘叫作湿秘。

◎ 湿秘多与饮食嗜好肥甘厚味有关

患有湿秘的人，通常都嗜好咖啡、奶酪、葱、姜、辣椒等辛辣、甜腻的食品。这些食物热量高，脾胃不能运化则形成湿热蕴藉体内，致使身材偏胖。这类人平时会觉得口干、喉咙黏黏的，但是不喜欢喝水；有时候肚子闷胀；口臭气味大，经常口腔溃疡。

造成大肠湿热，跟饮水也有关系，比如经常喝过量的浓茶，也会导致肝湿热。另外，酒本身就是湿热之品，经常喝酒的人也容易患上湿秘。

◎ 茵陈茶清热利湿，宣清导浊

对于患有湿秘的人来说，调养便秘需要做到两点，一是祛湿，二是通便。很多人一便秘就好像大敌当前一样，急忙用大剂量的泻药来清肠排便，这样只

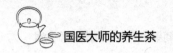

能是刺激肠胃，影响肠胃的功能，反而会加重便秘。

治疗湿秘，可以用茵陈茶。茵陈有很好的清热利湿的作用。

茵陈茶

成分: 茵陈20克。

用法: 将茵陈放入砂锅中，加水煎10分钟，取汁。午后3~4点之间服用60毫升，晚间临睡时再服用80毫升。连服数日，直至大便不黏，无特别气味。

功效: 清热利湿，解毒退黄，适用于湿热所致的身热、便秘、皮肤发黄、胸闷、烦躁不安等症。

腹泻难净，二黄茶帮你清湿热

正常人每天排便一次，而腹泻表现为每天大便次数增加或次数变得频繁，粪便稀薄，或含有黏液脓血，或者还含有未消化的食物及其他病理性内容物排出。腹泻常常还伴有呕吐、发热、腹痛、腹胀、黏液便、血便等症状。

有的人以为腹泻是由于吃了生冷、不卫生的食物，或者是过期、变质的食物而造成的，其实腹泻的原因多种多样，比如身体湿热、寒湿等，需要对症调理，千万不要一腹泻就吃止泻药。

◎ 湿热影响肠胃功能，导致腹泻发生

有的人大便泻而不爽，肛门灼热，吃止泻药发现并不见效，这种腹泻是因为体内湿热引起的，光止泻无法从根本上解决问题，需要将肠道中的湿热之毒清除干净，才能达到根治的目的，否则病情就容易反反复复。

湿热型腹泻多发生在夏秋之际，主要是由于外界的湿热之毒侵入肠胃，郁结于中焦，使胃肠的气血紊乱、传导功能失常，进而发生腹泻。

如何判断自己是否有湿热呢？湿热腹泻的最大特点是发病急，泻下急迫，伴有烦热口渴、腹痛、肛门灼热，还有排不干净的感觉，粪便呈糊状或稀水状，颜色黄色，恶臭，甚至带有黏液、脓血。

◎ 二黄茶清热燥湿、厚肠止泻

对于湿热型腹泻，可用二黄茶来调养。"二黄"指的是黄连、黄芩，这两种药都是苦寒之药，具有清热燥湿、厚肠止痢的功效，对肠胃湿热所致的呕吐、腹痛、腹泻、痢疾都有疗效。二黄茶中加入了甘草，甘草能补中益气、清热解毒、缓急止痛，而且还能调和"二黄"的寒凉性质，避免寒伤阳气。

🍵 二黄茶

成分： 黄芩、黄连、甘草各50克。

用法： 将黄芩、黄连、甘草一同研成粗末，混合均匀，每次取9克，放入砂锅中，加入3碗水煎煮至1碗半，滤渣取汁。代茶饮用，每天2次，腹泻完全康复时停用。

功效： 清热燥湿，泻火解毒，补中益气，厚肠止泻。

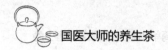

黄芩、黄连都是性质苦寒之药，寒伤阳气，所以虚寒体质的人不要喝二黄茶，否则会加重虚寒症状，还容易引起或加重腹泻。

温馨小提示

腹泻前后的调养

腹泻期间要吃多流食，如牛奶、菜汁、果汁、蛋汤、软面、稀粥等，以补充腹泻时损失的水分。这些食物一定要温热食用。

当腹泻好转时，不要马上就恢复到腹泻前的饮食状态，要按照从稀到稠、由软到硬的规律逐渐过渡，少量多餐，否则容易伤肠胃。

姜麦红糖茶，腹泻怕冷的人适当喝点儿

人体是一个有机的整体，各脏腑、组织、器官的功能活动是相互关联的，它们以经络为通道，在各脏腑组织之间相互传递信息，在气血津液环周全身的情况下，形成一个非常协调的统一整体。任何一个脏腑器官出状况，都有可能影响到另外一个器官的运行。

比如夏季雨水多、湿气重，而人们因为气温高而贪凉，经常大量食用寒凉食物，喝冷饮，就会给寒湿创造"联盟"的机会侵犯脾胃，使寒湿困阻脾胃。寒湿困阻脾胃会影响到脾胃的正常功能，不但食物无法转化成精微物质输送给各脏腑组织，还会导致小肠无法分辨清浊，于是水谷夹杂而下，一同排出体外，也就是我们说的寒湿腹泻。

寒湿腹泻多发生在夏季，主要表现为大便清稀如水样，腹痛肠鸣，粪便异味轻，常伴有恶寒、发热、鼻塞、身痛等症。

◎ 姜麦红糖茶暖肠胃、止腹泻

对于寒湿腹泻，调养的重点在于健脾止泻、暖肠胃，可用生姜大麦红糖茶。生姜是温胃散寒的良药，大麦能健脾益气，红糖益气补血、健脾暖胃、缓中止痛，一起搭配泡茶喝，能祛除脾胃虚寒，还能健脾养胃。

姜麦红糖茶

成分： 生姜3片，大麦1小把，红糖适量。

用法： 生姜洗净，切丝；大麦放入锅中，用小火炒出焦香味。将姜丝、大麦、红糖一起放入杯子里，冲入开水，加盖闷泡10分钟即成。每日2~3次，直至腹泻痊愈。

功效： 温暖脾胃，强健肠胃功能，缓解腹泻、腹痛。

◎ 寒湿腹泻要忌寒凉、避油腻

寒湿腹泻者，在饮食上要避免食用寒凉食物，苦瓜、黄瓜、西红柿、西瓜等瓜果性质寒凉，都不宜吃。

油腻食物、甜点等都属于肥甘厚味之品，不易消化，会加重肠胃负担，腹泻期间也不宜食用。

艾叶有祛除脾胃湿气、散寒止痛的作用，寒湿腹泻者可用艾叶来泡脚，使身体阳气上升，固护肠胃，有助于缓解腹泻引起的腹痛，以及腹泻反复发作。

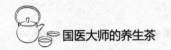

夏季轻微中暑的时候，喝点儿藿香正气水，能起到解表散热的作用。除此之外，藿香正气水对寒湿腹泻也有疗效。因为藿香正气水有化湿散寒、理气和中、调和肠胃的功效。

蒲公英茶可治风火牙痛

牙痛属于中医里"牙宣""骨槽风"范畴。中医认为，风热侵袭、风火邪毒侵犯，伤及牙齿及牙龈，邪气聚集而不散，导致气血滞留瘀阻脉络，所以就出现牙痛。外感风邪、胃火炽盛、肾虚火旺、虫蚀牙齿等都可导致邪毒伤及牙齿而出现牙痛。

牙痛的常见证型有风火型牙痛、风热型牙痛、胃火型牙痛、虚火型牙痛。最常见的就是风火牙痛，主要症状为牙齿痛、牙龈红肿疼痛，遇冷牙痛缓解，遇风、热牙痛加重，有时还伴有发热、恶寒、口渴、舌头发红等症。

◎ 蒲公英茶清热解毒、疏风消肿

风火牙痛是由风火上炎而导致的，在治疗上宜疏风清火、解毒消肿，可以饮用蒲公英茶。

蒲公英性寒，味苦、甘，入肝、胃经，具有清热解毒、利尿散结等功效，常用于肝、胃经各种炎症的治疗，具有一定的消炎作用。中医认为，足阳明胃经络于龈中，所以齿与肾（肾主骨）、龈与胃关系最为密切。风火牙痛的人用蒲公英泡茶喝，有助于祛除胃经之火，缓解牙痛。

蒲公英茶

成分： 蒲公英（干）15克，白芍、甘草各6克。

用法： 将蒲公英、白芍、甘草放入砂锅中，加3碗水煎成1碗水，取汁。代茶饮用，每日3剂，1次1剂。

功效： 适用于各种原因引起的牙痛。

白芍性凉，微寒，具有凉血止痛的作用。甘草清热解毒、缓解止痛，可以增强蒲公英清热解毒止痛的功效。

◎ 防治牙痛的3个小妙招

1.多喝水。有的牙痛是因为龋齿引起的，多喝水有助于冲走口腔中的部分致龋细菌，减轻疼痛。

2.温盐水漱口。用温盐水漱口，或含在口中，保持一段时间，可起到消炎杀菌的作用。

3.冷敷腮部。风火牙痛者可以用毛巾冷敷牙痛部位，有助于缓解牙痛。

温馨小提示

牙痛也要及时就医

很多人牙痛了，以为是上火导致的，就买消炎药和止痛药吃，牙不痛了也就不管了。从西医的观点来看，牙痛确实多因炎症引起，吃消炎药没错，但即使是炎症引起的牙痛，还有可能伴随其他症状，比如龋齿、智齿等，所以，牙痛还是要到医院检查，看是否需要进行拔牙、补牙等治疗。

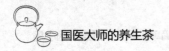

气虚自汗，牡蛎黄芪茶能补虚止汗

关于出汗，中医认为是"阳加于阴谓之汗"，意思是如果锅里盛放一锅冷水，水是没有任何变化的，但若在锅底下烧起微微的小火，锅里的水就会慢慢地变成气，蒸腾出来。把阳作用到阴上，汗就出来了。

自汗跟一般的出汗不同，它是在没有因为活动、穿衣过多或服用发散药物等"阳加于阴"因素的影响，就自然出汗的一种表现。

◎ 卫气虚，留不住汗

津液是机体一切正常水液的总称，包括各脏腑形体官窍的内在液体及其正常的分泌物，如胃液、肠液、唾液、关节液、汗液、泪液等。津液对人体十分重要，脏腑器官的濡养滋润都不能少了津液。如果津液不足，身体里的水分就不够，就会出现燥热的现象。汗液属于津液的一种，对身体也有着非常重要的作用。

那么，有什么方法来保留住这些津液呢？方法很简单，就是在人体这口"锅"上加上"锅盖"。这个锅盖也就是卫气。如果"锅盖"结实，化成气的津液就不会轻易地排出体外，人也就不会有出汗的现象。但是，如果"锅盖"漏了一个洞，再加上身体里的火大了，汗液就会流出来。简单来说，就是卫气比较少，不能把津液保护好，就会出现自汗的现象。

◎ 黄芪牡蛎茶可补气固汗

对于卫气虚引起的自汗，需要补气，兼顾固汗，可以饮用黄芪牡蛎茶。

🍵 黄芪牡蛎茶

成分： 煅牡蛎、黄芪、麻黄根、浮小麦、人参、白术各3克。

用法： 将上述药物放入锅中，加入适量水煎煮15分钟。代茶饮用，每日1剂，分3次服完。

功效： 益气固表，敛汗止汗，适用于自汗、盗汗。

牡蛎是富锌食物，营养十分丰富，同时也是一味中药，将其煅煨后即成煅牡蛎，具有收敛固涩的作用，常用于治疗自汗、盗汗、遗精、崩带等症。

麻黄根性平，味甘、涩，入心、肺经，具有固表止汗的作用，常用于自汗、盗汗。浮小麦跟麻黄根功用相似，具有益气、止汗的作用，可助益煅牡蛎、麻黄根止汗，又能与黄芪、人参一起益气、补气。

中医小常识

麻黄与麻黄根

上面茶方中用到的是麻黄根，其实中医里面用到更多的是麻黄，比如麻黄汤。麻黄跟麻黄根其实都来自于同一种植物——麻黄，不同的是麻黄用的是茎，麻黄根用的是根和根茎。两者的作用完全相反：麻黄是解表发汗药，而麻黄根是收涩药，可固表止汗。

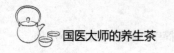

盗汗者多阴虚，当归六黄茶来帮忙

说完自汗，再来看看盗汗是怎么回事儿。保护汗液不随意排出的卫气是有着自己的工作规律的——白天的时候，人体需要进行各种各样的活动，机体会产生更多的热，所以卫气需要一直保持戒备的状态，防止津液过分地向外排出，同时也起到阻止外界致病因素入侵人体的目的；晚上，人入睡以后，机体就不会产生太多的火出来，再加上有被子的防护，外界的邪气也不容易进入人体，辛苦工作了一天的卫气也终于能休息了。但是，如果人体出现阴虚的现象，阴不能制阳，阳蒸腾气化津液，就会使得津液蠢蠢欲动。

白天卫气充足，津液溜出体外的机会少，到了晚上，卫气一休息，津液一有机会就从毛孔中排出来。但人一醒来，卫气慢慢又充足了，津液又变得规矩起来。这就是盗汗。

◎ 当归地黄茶清热、滋阴、止汗

盗汗的发生跟阴虚内热有关，再加上盗汗使人的津液不断外泄，会使人体阴虚的症状更加严重。所以，经常盗汗，宜滋阴止汗。居家调养，可以用当归六黄茶来改善。

当归六黄茶源自滋阴泻火、固表止汗的经典名方——当归六黄汤。当归六黄茶，顾名思义，这款茶里有当归和"六黄"。六黄，指的是黄芩、黄连、黄柏、熟地黄、生地黄、黄芪。

当归养血增液，有助于制约心火；生地黄、熟地黄入肝、肾经，有滋补肾阴的作用。当归、生地黄、熟地黄配伍使用，可补阴制火，使身体阴虚火旺的症状得到缓解。

盗汗的人因为阴虚而不能制约心火，故而需要清热泻火，方中黄连清泻心火，黄芩、黄柏泻火除烦，这三味药物又能助当归、生地黄、熟地黄补阴，使虚火不扰动，盗汗自然就能缓解。

出汗过多可导致卫气虚，因而盗汗的人也需要补气，方中黄芪是补气的要药，有助于固护卫气。

当归与"六黄"配伍使用，养血育阴、清热泻火并进，标本兼顾，同时益气固表，所以能起到很好的固表止汗作用。

☕ 当归六黄茶

成分： 当归、生地黄、熟地黄、黄芩、黄柏、黄连各3克，黄芪6克。

用法： 水煎取汁，每日1剂，分数次服完。

功效： 滋阴泻火，固表止汗，适用于阴虚火旺所致的盗汗。

◎ 如何区分生理性出汗、自汗、盗汗

《黄帝内经》中说："摇体劳苦，汗出于脾。饮食饱甚，汗出于胃。"意思是强体力劳动、长跑或饱食热饮或食辛辣食物可导致出汗，这种出汗属于生理性出汗。另外，穿衣过厚、天气炎热、情绪紧张等也有可能导致出汗。这都是正常现象。

自汗是指人在醒着的时候，衣着合适，没有进行运动，没有其他可导致出汗的因素干扰，而汗液自己排泄出来。

盗汗是以入睡后汗出异常，醒后汗出即止为特征的一种病征。一般轻度、中度盗汗在人醒过来之后出汗就会停止或缓解；重度盗汗的人刚入睡就出很多汗，汗出后可惊醒，醒后出汗立即停止，再入睡又会出汗，而且出汗量大，常带有淡咸味。

当出现自汗、盗汗时，不要盲目进补，也不要忽视，要及时就医，在医生的指导下正确用药。要知道人体的阳气会随着汗液流出体外，而阳气是人生命活动的基础，阳气大量排出体外可造成阳虚，并有可能引发疾病。

阴阳失调长口疮，可用砂仁竹叶黄柏茶

口腔溃疡大家都不陌生，不少人还常常被它打扰，而且口腔溃疡像个无赖，来了怎么也得"玩"几天再走。大多数人习惯了长溃疡就去药店买个溃疡贴，哪里痛就往哪里贴，然后再就吃点儿降火药，多喝水，一般一周左右口腔溃疡创面就能愈合了。但是，如果经常得口疮溃疡，或者反复发作，长期无法治愈的话，那就要警惕了，要看是不是身体的其他某些系统，特别是腑脏出现了问题。

◎ 口腔溃疡也分实火、虚火

口腔溃疡的发生与阴阳失调、内火旺盛有关。内火又分两种，一种是阳盛导致的实火，另一种是阴虚导致的虚火。

实火就是实热证，一般由饮食不当导致的。实火导致的口腔溃疡起病急，病程短，经常一夜之间就出现了，而且溃疡面积比较大、偏深，疼痛厉害，溃疡表面呈黄色，周围红肿。

虚火为虚热证，常是因为阴虚火旺导致的上火假象。虚火导致的口腔溃疡秉承比较长，经常反复发作，有的可持续十几天甚至几个月，但疼痛不明显，溃疡表面颜色比较淡，为浅红色或白色，周围红肿不明显。

治疗口腔溃疡，一定要辨证。有的人一出现口腔溃疡就清热泻火，这只对实火型口腔溃疡有效，但对于虚火型口腔溃疡的人来说，相当于雪上加霜，使身体更加阳虚。另外，滥用泻火药可损伤人体的免疫力，影响脾、胃、肾等脏腑的功能，造成消化不良、腹泻、手脚冰凉等虚寒症状。

中医小常识

怎样分清虚火和实火

有的人总是分不清自己是虚热还是实热，其实方法很简单，就是对比症状。除了观察溃疡面外，实火还有面色潮红、唇色发红的症状，需用黄连、黄柏、升麻等苦寒药清热泻火。虚火的人常出现手脚冰凉、倦怠乏力、嗜睡等症，治疗上宜滋阴降火、引火下行。

◎ 砂仁竹叶黄柏茶，调和阴阳、补益脾肾

对于实火型口腔溃疡，可用苦寒之药泻火；虚火型口腔溃疡则应滋阴降火。这里给大家推荐一款茶饮，实火、虚火的人都能饮用，只要根据体质变换一下药物的用量即可。

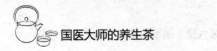

砂仁竹叶黄柏茶

成分：黄柏10克，竹叶10克，砂仁5克，甘草5克。

用法：上述药物放入砂锅中，加入1碗半的水，煎至1碗左右，再加少许水继续煎，后反复一次，煎至1碗左右。代茶饮用，每日1剂，分2次服用。

功效：顺气补气，调理脾肾，清热燥湿。

黄柏性寒，味苦，可清热燥湿、泻火解毒，是改善肠胃积热的常用药；竹叶既能清热降火，又能养阴生津，中医里常用来治疗热病烦渴、虚烦失眠、口疮等症；砂仁性温，味辛，有化湿开胃、温脾止泻、理气宽中的作用；甘草益气健脾、调和药性。

这款茶性质改变的关键在于黄柏和竹叶的用量，它们是"红花"，砂仁和甘草其实是协助陪存的"绿叶"。上述茶方中标明的用量，是针对长期气血两虚导致的虚火过旺，而使口腔溃疡反复发作之证。目的在于先将身体里的火压下去，然后再顺气补气、调理脾胃。黄柏苦寒，可祛实热。如果是湿热型口腔溃疡饮用，可根据症状程度适当增加黄柏的用量，但每天不宜超过15克，以免药物服用过量而导致不适。

人参茯苓茶——适合易水肿的人

水肿即身体水肿，可以是全身水肿，也可以是某个部位水肿。人为什么会水肿呢？中医认为，水肿跟水湿停滞体内有关。肾主水，肾能对全身水液进行调控与排泄；脾主运化，有运化水湿的作用。而肾属水，脾属土，土可制水，说明脾对水液的运送、津液的化生同样起到制约的作用。如果身体脾、肾功能出现了异常，水湿就不能及时排出体外，就容易泛滥成水肿。

◎ 人参茯苓茶温补脾肾，利水消肿

阳气对人体有温煦作用，它还是推动脏腑器官正常运转必不可少的动力。脾阳、肾阳不足，脾运化水湿、肾主水的功能就会受到影响，使水湿内停，泛滥于皮肤之下，造成水肿。因此，经常水肿的人日常调养应益脾气、补肾阳、利水消肿，可以用人参茯苓茶来调理。

人参茯苓茶

成分：人参、茯苓各等分。

用法：将人参、茯苓加水煎取药汁，代茶饮用。

功效：益气补阳，利水祛湿，消除水肿。

人参是补气第一药，《神农本草经》记载其能"补五脏，安精神"。脾肾

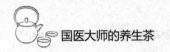

阳虚的人适量进补人参，能起到很好的益气健脾、温肾补阳的作用。

茯苓是很有名气的除湿中药。张景岳在《本草正》中记载："茯苓，能利窍祛湿，利窍则开心益智，导浊生津；祛湿则逐水燥脾，补中健胃。"中医里常用茯苓来治疗水湿内滞导致的胃口不好、精神萎靡、失眠多梦、心神不安、水肿、尿少等症。

在用人参茯苓茶调补脾肾时，可根据水肿的情况来调整药物的用量，例如水肿比较严重时，可加大茯苓的用量，以增强祛湿的作用，也可以加入薏米、荷叶等有健脾利湿作用的茶材。

◎ 每天泡泡脚也能利水消肿

祛湿消肿除了健脾肾，还有一个方法——出汗。每天泡泡脚，通过水温的刺激，可使人体血液循环加快，身体里会产生热量而出汗。汗液可以带走身体的一部分水湿，尤其是腿部的水湿。水湿停留在腿部，容易使人腿部肿胀，形成所谓的"大象腿"。每天用温热的水泡脚，能促进腿部的气血循环，改善腿部水肿的现象。

温馨小提示

易水肿的人要少吃盐

人体内的钠和钾负责将体液维持在一定的浓度，当吃盐过多时，体内盐分浓度上升，为中和钠的浓度，身体会自动积存多余水分，本应作为尿液或汗液排出的水分被强制留在体内，使身体变得水肿。所以经常水肿的人要避免吃过咸的食物，每天盐的摄入量控制在 6 克以内。

肋胁痛，玫瑰柴胡苹果茶疏肝止痛

肋胁是肝经循行的必经之路，肋胁痛的发生多与肝经异常有关。中医里说，"思则气缓""思则气结"，一个人思虑过度，就会使身体的气机变得缓慢，肝主疏泄的功能受到影响，造成肝郁气滞，久之则会化火，尤其是身体有水湿内滞的人，极其容易引起肝经湿热，从而导致肝经循行的两肋胁疼痛。

◎ 玫瑰柴胡苹果茶疏肝解郁、清除湿热

对于肝经湿热引起的两肋疼痛，要疏肝解郁、清除肝经湿热。生活中一些常见的药物、食物就能帮助我们疏肝气、清热除湿，如玫瑰、柴胡等。

玫瑰花是解郁的佳品，最能理气活血、疏肝解郁、和胃止痛。肝经湿热引起的胸胁、腹部胀痛，泛酸、叹气等，都可以用玫瑰花来调理。

柴胡是一味退热疏肝、解郁镇痛的良药，是治疗肝郁气滞、胸胁胀痛的常用药。而且柴胡有升散燥湿的功效，有助于祛除肝经湿气，使身体的内环境更加清洁健康。

苹果是一种最常见的保健水果，民间有"一天一苹果，医生远离我"的说法，说明苹果有很高的营养价值。其实，苹果还有一定的药用价值，它性平，味甘、酸，可清热止咳、安神除烦、利尿排毒，可谓是集清热除湿、生津补益于一体。

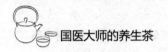

玫瑰柴胡苹果茶

成分： 干玫瑰花2朵，柴胡5克，苹果半个。

用法： 苹果洗净，切薄片，与玫瑰花、柴胡一起放入茶杯中，冲入沸水，加盖闷泡5~10分钟即可。代茶饮用，每日1剂。

功效： 疏肝解郁，清热除湿，行气止痛，适用于肝经湿热所致的胸胁、腹部胀痛。

◎ 别把胁痛不当回事儿

有的人认为既然胁痛是肝郁气滞、肝经湿热造成的，只要保持好的心情，多吃疏肝理气食物就可以了。其实不然，一些疾病也有可能导致胁痛，如急慢性肝炎、胆囊炎、胆结石、胆道蛔虫、肋间神经痛等。因此当出现胁痛时，特别是胸闷、腹痛、心悸等症状时，一定要及时就医。

◎ 按摩疏肝气，缓解胁痛

适当的按摩有助于疏肝气，使肝经循行顺畅，对缓解胁痛很有益处。按摩的方法很简单，自己按摩就可以。

在疼痛的部位轻轻地按揉3~5分钟，每日2次，以理气止痛。

单手从上至下摩擦胸胁部位，经过痛点时，可加大力度和增加按摩的时间，反复按摩100次，有助于疏肝理气。

湿疹是湿热重，连翘败毒茶可除

湿疹，现代医学将其归于过敏反应，湿疹非常折磨人，若是抓不住病根，很难彻底治愈，而且一旦发作奇痒无比。中医认为，湿热、伤阴、血风等都有可能导致湿疹，不同的病因，治疗的方法也有所不同。一般来说，湿热是引发湿疹最常见的原因，湿热型湿疹也是临床上常见的湿疹类型。

◎ 湿热型湿疹的主要症状

风湿入侵人体，郁积肌肤，郁而化热，表现在皮肤上就是湿疹。湿热型湿疹有如下主要症状：

·发病急，也就是人们常说的急性湿疹。

·局部皮肤出现灼热红肿，或有大片的红斑、丘疹及水疱等。

·渗水较多，水多为黄色，淋漓不尽，发黏，有腥味，结痂后变得像黄色的松脂一样。

·疱疹抓挠溃破后，会表现为明显的点状渗出，以及小糜烂面。

·常伴有舌质发红、舌苔薄黄、大便干燥、小便赤黄等症。

◎ 连翘败毒茶，清热利湿治湿疹

既然湿疹是由湿热引起的，治疗时自然应以清热利湿为原则，居家调理可用连翘败毒茶。连翘是一味清热解毒的中药，性凉，味苦，能轻清上浮，是治疗上焦（包括心、肺）诸热的良药，具有疏风散热、凉血解毒、消肿散结等功效，对于肺经湿热所致的湿疹有疗效。

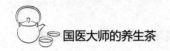

连翘败毒茶

成分： 连翘5克，金银花3克，绿茶2克。

用法： 将连翘、金银花、绿茶一起放入杯中，冲入适量沸水，加盖闷泡5~10分钟即可。代茶饮用，每日1剂，分数次服用。

功效： 疏风散热，清热利湿，宣肺透疹，解毒。

连翘败毒茶还加入了金银花和绿茶，其中金银花自古就是清热解毒的良药，性寒，味甘，气味芳香，可清热而不伤胃，又能芳香透达，宣散风热，凉血解毒，常用于各种热病的治疗，如身体发热、热毒疮痈等。绿茶性凉，具有清热祛火的作用。

其实连翘败毒茶还可以外用，方法为：将连翘、金银花、绿茶放入砂锅中，加入适量水煎取药汁，待药汁晾温后，用来涂洗患有湿疹的部位，每日3~5次，治疗湿疹的效果也十分理想。内外同治效果会更好。

◎ 湿热型湿疹的日常调理

多吃具有清热利湿的食物，如薏米、绿豆、红豆、马齿苋等，还可以在医生的指导下服用龙胆泻肝丸、龙胆泻肝汤等中成药。

平时可用温水清洗湿疹部位，切忌用热水烫，少洗澡，尤其不可以长时间泡澡，以免起丘疹，或是疱疹溃破。

不要用肥皂等刺激性物品洗湿疹部位，以免产生刺痛。

忌吃鱼腥、海鲜、羊肉等发物。

黄疸，茵陈退黄茶清肝利胆

说到黄疸，很多人会想到新生儿黄疸。其实黄疸也会发生在成年人身上。

黄疸的特点还是很明显的，主要是全身皮肤发黄，双目也发黄，还常觉得口渴、身体发热、腹胀、胃口差，小便发热，小便的时候尿道有些轻微赤痛。如果这个时候去医院做肝功能检查，血胆红素会高于标准值。

黄疸患者多有口渴、身体发热、腹胀、胃口差、小便热痛等症状，说明肝胆里有湿热。胆汁的分泌有赖于肝胆的正常功能，如果肝胆有湿热，湿热上蒸，胆汁不循常道，而溢于皮肤，就会发生黄疸。

◎ 加味茵陈茶，清热利湿、疏肝利胆

对于肝经湿热所致的黄疸，除了用西医治疗外，还可以用一些清肝利胆、清热利湿、退黄的中药进行调理，茵陈就是不错的疏肝利胆退黄药。

茵陈具有清湿热、退黄疸的作用。可以用于湿热黄疸、小便不利、风痒疮疥、传染性黄疸型肝炎等疾病的预防和治疗。据《本草纲目》记载："茵陈除风湿寒热邪气，热结黄疸，久服轻身益气耐老。"用茵陈泡茶饮用，或者煮成茵陈粥，可保护肝胆，预防肝胆湿热，用茵陈、金钱草等泡茶饮用，对肝胆湿热引起的黄疸有显著的辅助治疗作用。

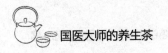

🍵 茵陈退黄茶

成分： 茵陈10克，大叶金钱草、郁金各5克，白糖适量。

用法： 将茵陈、大叶金钱草、郁金装入纱布袋中，入砂锅，加水适量，小火煎煮10分钟，取汁，加白糖，代茶饮用，每日1剂，分数次饮用。

功效： 清热利湿，疏肝利胆，退黄疸。

这款茶里，除了茵陈外，还增加了大叶金钱草和郁金。其中，大叶金钱草性凉，味甘、微苦，入肝、胆、肾、膀胱经，具有清热解毒、散瘀消肿、利湿退黄、通淋通便等功效；郁金不但能活血止痛、行气解郁，还有清心凉血、利胆退黄的功效。茶里加入白糖，不仅能改善茵陈的苦味，还能保护肝脾。

这款茶的材料也可以煮粥：先将茵陈、大叶金钱草和郁金用少许冷水浸泡30分钟，然后放入砂锅里煎取药汁，再用药汁与大米煮成粥，最后用白糖调味即可。

茵陈蒿不仅可以入药，它的嫩苗可作菜蔬，在李时珍《本草纲目》里也有这样的记载，"今淮扬人二月二日，犹采野茵陈苗和粉作茵陈饼食之。"说的是每年的二月二，淮扬地区的人们就开始采食茵陈的嫩苗做成茵陈饼来吃。直到现在，民间现也有以米粉制作茵陈糕、茵陈团子的习惯。

◎ 春季肝炎流行，也可用茵陈蒿茶预防

春天气温上升、天气回暖，病原微生物逐渐活跃，流行性肝病的发病率会增加。此外，受到春季潮湿气候的影响，慢性肝炎患者也很容易旧病复发。中

医说"百草回芽，百病发作"就是这个道理。

中医认为肝炎主要是肝胆湿热所致，所以预防和治疗的关键就在于清热利湿，也可以用茵陈。

☕ 茵陈蒿茶

成分： 茵陈蒿、白芍各10克，大枣5枚，山栀子、柴胡各6克。

用法： 煎汤饮服，每日1剂。

功效： 对清热利湿、预防肝炎有很好的作用。

这款茶中，不仅包含茵陈蒿这味主材，还有白芍、大枣、柴胡等药材相互作用。白芍、大枣、柴胡三味药也具有很好的护肝作用。

白芍性凉、味苦、微寒，具有平肝止痛、补血柔肝、敛阴收汗等功效。此外，白芍还常常被用于治疗阴虚发热、月经不调、崩漏泻痢腹痛、胸腹胁肋疼痛等，也能够减缓胆囊炎、胆结石等的疼痛。柴胡有和表解里、疏肝升阳的作用。大枣则有很好的补肝养血作用。

◎ 华佗三试青蒿草

中国药学家屠呦呦因发现抵抗疟疾的青蒿素而获得诺贝尔奖，一时间大家都想了解青蒿到底是什么。其实青蒿作为药用古已有之。

传说，有一个黄痨病人（黄疸），面色姜黄，眼睛凹陷，瘦似刀螂，找华佗治病。华佗见病人得的是黄痨病，皱着眉摇了摇头说，我对这病也是无能为力呀！

半年后，华佗又碰见那人。谁想这个病人不但没死，反倒变得身体强壮、满面红润了。华佗大吃一惊，急忙问这病是哪位医生治好的？病人告诉华佗说，他并没有吃药，而是吃了一种绿茵茵的野草。

病人把野草拿给华佗看，华佗一看，原来是青蒿，于是他到地里采集了一些，给其他全身发黄的病人试服，但试了几次，均无效果。华佗又去问已痊愈的病人吃的是几月的蒿子，他说三月里的。华佗明白了：春三月，阳气上升，百草发芽，也许三月的蒿子有药力。

第二年春天，华佗又采了许多三月的青蒿，给黄痨病人服用，果然吃一个好一个，但过了三月青蒿又没有功效了。为摸清青蒿的药性，第三年，华佗把根、茎、叶分类试验发现，只有幼嫩的茎叶可以入药治病，并取名"茵陈"。

这就是"华佗三试青蒿草"的传说。他还编歌供后人借鉴："三月茵陈四月蒿，传给后人切记牢。三月茵陈治黄痨，四月青蒿当柴烧。"

第七章

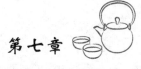

男女疾病，喝茶调养安全又方便

一些常见的男科、妇科疾病或症状，没有达到需要治疗的程度，但却会带来诸多不便或不适，通过喝茶进行调理，往往能达到事半功倍的效果，而且安全又方便。

月经推迟为血虚，四物汤很管用

不少女性月经经常不规律，或早来或晚来，如果是推迟7日以上，甚至40~50日才来一次月经，这就是月经推后。

月经推后还多伴有如下情况：月经量少，有的人月经来潮后一两天就结束了；月经的颜色黯，有血块；小腹冷痛，怕冷，经常手脚冰凉，脸色苍白等。

出现这种情况，跟身体血虚有很大的关系。肝藏血，相当于人体的血库，血库充盈，肝的疏泄功能正常，月经也会正常；如果血库枯竭，或是肝失疏泄，经量就会少。

◎ 血虚既要补血养血，还需兼顾益气健脾

中医讲究对症下药，因血虚而导致的月经不调，调理上就应以补血养血为重点，当归、川芎、阿胶、白芍、桑葚、红枣等都是补血养血的佳品，适合血虚的女性用来做药膳，或者在医生的指导下服用。

气看不见摸不着，它的运行需要一个载体，这个载体就是血。如果血虚，气就无可依附，所以血虚也常常伴有气虚，这就意味着血虚的女性也要兼顾益气健脾。黄芪、人参、党参、西洋参、白术、山药等药物具有健脾益气养气的作用，血虚的人宜在医生的指导下，搭配补血药一起服用。

◎ 四物汤：妇科养血第一方

补血调经，首选四物汤。四物汤由元代名医朱丹溪创制，有补血行气、养

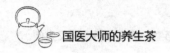

肝调经的作用,素有"妇科养血第一方"之称。四物汤由当归、川芎、白芍和熟地黄四味中药组成,这四味药物都是益血的良药。

当归是补血活血、调经止痛的要药,常用于血虚所致的面色萎黄、眩晕心悸,及血虚兼血瘀所致的月经不调、闭经、痛经等。

熟地黄具有滋阴补血、益精填髓的功效,中医里常用于肝肾阴虚、腰膝酸软、盗汗遗精、血虚萎黄、月经不调、崩漏下血、眩晕耳鸣等症。熟地黄与当归搭配,补血活血的效果增强。

白芍能养血柔肝,《唐本草》说它"益女子血",对月经不调有着很好的疗效。

川芎也是妇科常用主药,还是治疗头痛的良方。川芎具有行气、养血、止痛的功效,适当服用能缓解痛经、月经量少等症。

四物汤

成分: 当归、熟地黄、白芍、川芎各6克。

用法: 将以上材料用水600毫升,小火煎至200毫升,取汁服用,在月经结束那一天起,每天喝1次,连喝3天。

功效: 行气养血、调经止痛,适用于血虚引起的脸色萎黄、苍白、月经量少、痛经等症。

四物汤有一个很大的特点,就是灵活运用。灵活运用包括两个方面,一是改变药物的比例,可以取得不同的效果,例如重用熟地黄、当归,轻用川芎,则是一个补血良方,而重用当归、川芎,行气、活血、化瘀的作用显著;二是可增加或减少药物,例如桃红四物汤就是在四物汤的基础上增加桃仁和红花,养血活血、化瘀止痛的功效更加显著。

需要注意的是，四物汤中的川芎、当归具有活血的作用，所以月经期间不能喝四物汤，否则容易导致月经量增多。

月经提前属气虚，黄芪白芍茶补气调经

月经，顾名思义，就是"一月一行"，"月月如期，经常不变"。月经还有一个别名，叫作"月信"，"信"是讲信用的意思，但是现在很多女性的月经却经常不讲信用，不按照月经的日期来。这就是月经不调。

月经不调包括两方面，一是月经周期不规律，或提前，或延后，或先后无定期；二是月经量发生变化，或变多，或减少。中医认为，月经周期的变异多与脏腑功能紊乱有关，经量的多少与气血的虚实有关。女性需要根据月经不调的症状，结合身体情况，以找到导致月经不调的原因，再进行正确的调养。

◎ 女性气虚，月经就会不受控制

正常人的月经周期是28天，提前或推迟3~5天属于正常范围。有些人月经每月提前，而且量很大，这是气虚的标志。

为什么气虚会使月经变得自由而随性呢？这需要从气的功用说起。气为血之帅，气可摄血，使血在经脉中沿着特定的路线前进。如果气虚，气摄血的力度变弱，血就会变得任性起来，要挣脱气的约束，就会出现月经提前报到、月经量变多的情况。

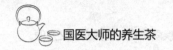

气虚引起的月经不调，最典型的特征就是月经提前7天甚至10多天来，而且量多，月经的颜色比较淡，质地稀。因为身体气虚，故而也常伴有身体乏力困倦、手脚冰凉、心悸、声音低怯、精神萎靡等症状。

◎ 黄芪白芍茶益气养血，使月经如常

对于气虚所致的月经不调，调养时应以健脾益气为重点，因为脾是气血生化之源，脾强健则可促使气的化生。血为气之母，气的化生以血为物质基础，故而气虚的女性要兼顾养血。日常调理可选用黄芪白芍茶，以健脾益气，柔肝养血。

黄芪白芍茶

成分： 黄芪10克，白芍、当归各5克，甘草3克。

用法： 水煎取汁，代茶饮用。或将材料捣碎，装入纱布袋中，沸水冲泡，代茶饮，冲饮至味淡。每日1剂，分2次饮用。

禁忌： 月经期间暂停服用。

黄芪是补气要药，它的滋补作用跟人参差不多，但性质相对平和，补而不燥，是调理女性气虚的佳品；当归补血和血、调经止痛，白芍养血柔肝、缓中止痛，两者配伍，养血补血的效果良好；甘草是药方和药膳之中经常用到的材料，有益气补气、调和药性的作用。中医上有"十方九草"之说，这个"草"指的就是甘草。

受寒痛经，喝乌胡茶温经止痛

痛经是几乎每个女性都经历过的，有的女性疼起来还非常严重，甚至无法正常工作。有的人生完孩子之后有所缓解，但有的怎么都摆脱不了痛经的纠缠。

那么，痛经是什么呢？张仲景在《金匮要略方论》中说："经水不利，小腹满痛，经一月再见。"《沈氏女科辑要笺正》中则解释道："痛经系月经前后感到腹痛、腰痛者，甚至剧痛难忍，且月经过后，自然消失。"

导致痛经的原因有很多，有的是生活习惯、情绪不稳定等引起的，也有的是生殖器官发生器质性病变导致的。

西医对痛经的分类比较简单，主要分为两种：一种是原发性痛经，一种是继发性痛经。原发性痛经经常发生在年轻女性身上，疼痛常呈痉挛性，有时重有时轻，卧床休息和热敷都可以缓解，痛经往往随着结婚生子会有相应的改善；继发性痛经是因生殖系统病变而发生的痛经。

中医则对痛经的辨证分型较多，常见的有气滞血瘀型、肝肾亏损型、风寒湿乘型、气血虚弱型等。不同的证型，调理重点也不同。

◎ 不通则痛，寒凝气滞导致痛经

中医里强调："通则不痛，痛则不通。"在正常情况下，如果人体气血顺畅，就可将子宫内膜"化"成经血排出体外，就不会有痛经、血块等气滞血瘀的表现。但是，如果子宫受了寒，因为寒气有凝滞的特性，体内的气血被寒气凝滞了，就是不通了，就会出现经期疼痛的现象。

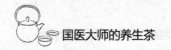

◎ 乌胡茶温经、散寒、止痛

气血得温而行，要想使凝滞的气血运行通畅，关键在于温经散寒，同时兼顾止痛。乌胡茶不仅有止痛的作用，还可温经散寒，从源头上使气血通畅，从而预防和缓解痛经。

🍵 乌胡茶

成分： 乌药、延胡、香附各5克，肉桂3克。

用法： 上药共研细末，沸水冲泡，每日1剂。连服3~5天。

功效： 温经行气止痛，适用于因受寒所致的痛经。

这款茶组方相对简单，其中，乌药有行气止痛、温肾散寒的作用，常用于寒凝气滞所致的腹痛、痛经，以及肾阳虚引起的遗尿、尿频等症。

延胡又名延胡索、玄胡、元胡，可活血、行气、止痛，是常用的止痛药，擅长治疗胃痛、心绞痛、肝郁之胸胁疼痛，以及气血凝滞所致的痛经，气血瘀滞所致的瘀肿疼痛等。

香附具有理气解郁、调经止痛的功效，常用于肝郁气滞之胸胁、脘腹胀痛、消化不良、月经不调、闭经、痛经、乳房胀痛等症。

肉桂性热，可补火助阳、引火归源、散寒止痛、活血通经。

◎ 艾叶生姜茶温经散寒、活血破瘀

寒凝不仅会引发痛经，还会导致血瘀闭经，对于这类闭经，可以用生姜艾叶茶活血散寒化瘀。

艾叶生姜茶

成分： 艾叶9克，生姜15克，红糖适量。

用法： 艾叶、生姜加水煎煮30分钟，取药汁，加红糖搅匀即可。代茶饮用，每日1剂，直至月经恢复。

功效： 温经散寒，行气活血，祛瘀止痛，适用于寒凝血瘀所致的月经量少、痛经、闭经等症。

温馨小提示

痛经不要盲目吃止痛药

很多女性经期会痛经，由于无法忍受痛经的痛苦而选择吃止痛药。虽然止痛片能快速缓解痛经，但也不能当作长期缓解痛经的方法来使用。因为服用止痛片过多，会造成神经系统功能紊乱、记忆力衰退和失眠等不良后果。如果痛经实在厉害，无法耐受，则可吃1~2片止痛药以对付疼痛。

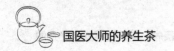

爱发脾气又痛经，就喝川芎调经茶

还有一种常见的痛经证型，即气滞血瘀引起的痛经。很多人听到气滞血瘀会觉得耳熟，那么什么是气滞血瘀呢？气滞血瘀是指气滞和血瘀同时存在的状态，一般是因为情志不畅，经常生气又得不到释放，引起肝气内结，气机下沉于小腹，时间长了即可造成血瘀。"不通则痛"，气滞血瘀可使子宫脉络瘀堵，经血出得不畅，就会出血疼痛的症状。

气滞血瘀型痛经跟寒性痛经有些相同，都是因为不通而出现疼痛。不同的是，寒性痛经是因为受寒而引起，气滞血瘀型痛经则跟肝气郁结有关。如果你月经前心情烦闷、胸闷不舒，常为小事而大发脾气，伴有乳房及胸胁部胀痛，月经来后第1~2天或者经前1~2天发生小腹疼痛，待经血排出流畅时，疼痛逐渐减轻或消失，且经血颜色暗，伴有血块，那么，这很可能就是气滞血瘀型痛经。

◎ 川芎调经茶疏肝气、活血祛瘀

对于气滞血瘀引起的痛经，调养的时候需要注意两点：一是要解郁，疏肝气，使肝的疏泄功能恢复正常，身体气机顺畅，这样气才能推动血的运行；二是活血祛瘀，既然有瘀了就得疏通，把瘀堵清除，管道通了，也就不痛了。这里给气滞血瘀型痛经者推荐一款行气解郁、活血祛瘀的调经茶方——川芎调经茶。

川芎调经茶

成分： 红茶、川芎各6克，月季花5克，红糖适量。

用法： 将红茶、川芎、月季花装入茶包，放入茶杯中，用适量沸水冲泡，焖15分钟，加红糖搅匀即可。每日1剂，随时热饮。

功效： 理气开郁、活血止痛，适于经前腹痛、经行不畅、胁腹胀痛等。

红茶性温，有舒张血管的功效。气滞血瘀常使经脉堵塞，红茶使血管扩张，能起到疏导作用，使经脉里的"堵车"现象得到缓解。气血遇寒则凝，气滞血瘀型痛经者如果受寒会加重瘀堵的现象，所以用温性的红茶也是很合适的。

川芎，古人称之为"血中之气药"，其辛温香燥，活血化瘀，对瘀血阻滞导致的痛经、经行不畅、头痛等有很好的疗效。川芎还有行气解郁的作用，也常用于肝气不舒、肝气郁结的调理。

月季花有活血调经、疏肝解郁的功效，常用于气滞血瘀所致的月经不调、痛经、闭经、胸胁胀痛等症。

这款茶里加入了红糖，有三个作用：一是调味，使茶的味道更易入口；二是补血，补充月经的失血；三是祛瘀，红糖有活血的功效，可促进身体血液循环，有助于破除瘀血。

每个人的身体状况不同，气滞和血瘀又各有偏颇。有的人偏于气滞，经常胸闷不舒，喜欢叹气，情绪低落，还伴有两胁胀痛、打嗝、乳房胀痛的症状，情绪波动的时候容易腹泻、腹痛。有的人血瘀相对重，嘴唇呈暗紫色，皮肤粗糙且容易有瘀青，常长色斑，月经的颜色紫暗夹有血块，血瘀严重的人还有可

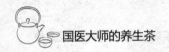

国医大师的养生茶

能闭经。因此，在调理月经时，也需要根据自己的情况来活用川芎调经茶。例如偏于气滞者，可在茶里加入疏肝解郁的佛手；而血瘀重的，可加入红花、桃花等活血化瘀药。最好是咨询中医师。

◎ 心情舒畅的女人少痛经

相对于男性来说，女性对外界事物的反应更为敏感，更易受到内外情绪因素的影响而出现气滞血瘀。因此，气滞血瘀型痛经者要注意情志的调养。当遇到不顺心的事情时，要及时自我调节，可以听听音乐，参与户外活动，让自己的心情变好。精神压力过大可导致人情绪抑郁不舒，也可引起痛经，尤其是职场女性，更要注意放松身心。

经闭别担心，用阿胶山萸巴戟茶来调理

女子年满18周岁月经尚未来潮，或原来已经行经但又中断3个周期以上，即为闭经。发生闭经的原因很多，生活环境、性格、饮食、先天禀赋不足、肝肾阴虚，或是久病不愈、劳累过度等都会导致闭经。这里主要讲讲肝肾不足的问题。

"肾藏精"，肾精不足会影响女性激素的分泌，使女性生殖功能减弱。"肝藏血"，女性生理特殊，经、孕、产、更年期等会耗损肝血，而肾藏之精与肝藏之血是同源关系。另外，肝主疏泄，精血的排泄又受到肝的影响和控制，如果肝血不足，长期精神抑郁、情志不舒、烦躁易怒，都将直接影响到经血的正常排泄，导致月经异常或闭经。

◎ 阿胶山萸巴戟茶养肝血、补肾精

对于肝肾不足所致的闭经，调补的关键在于滋肝补肾。胶山萸巴戟茶由阿胶、白芍、山萸肉、巴戟天、甘草组成，具有滋补肝肾的作用，适合闭经的女性饮用。

《本草纲目》中记载，阿胶"疗……女人血痛血枯、经血不调、无子、崩中带下、胎前产后诸疾"，适用于因血虚而导致的面色萎黄、心悸失眠以及月经不调、闭经、月经过多性贫血、先兆性流产、不孕症等。

肝肾不足导致的闭经，不仅要养肝血，还要温补肾阳、益精。山茱萸、巴戟天都具有滋补肝肾的作用，可用于肝肾亏虚所致的月经不调、宫寒不孕、腹部冷痛等症。

白芍有平肝止痛、养血调经、敛阴止汗等功效，常用于头痛、眩晕、胁痛、血虚萎黄、月经不调、盗汗自汗等症的调理。

甘草有益气健脾的功效，脾胃是气血生化之源，脾强健有助于生血。甘草在这款茶中还有一个作用，就是调和药性，能中和山茱萸、巴戟天的燥性，使茶方补而不腻不燥。

🍵 阿胶山萸巴戟茶

成分： 阿胶、白芍、山茱萸各9克，巴戟天、甘草各3克。

用法： 阿胶烊化；山茱萸、巴戟天、白芍、甘草一起放入砂锅中，加入适量水煎煮30分钟，去渣取汁，加阿胶拌匀，代茶饮用。

功效： 补肝肾，益精血，对肝肾不足所致的月经不调、闭经、痛经等有改善作用。

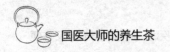

◎ 如何判断肝肾不足

很多女性出现闭经，以为是血瘀，就盲目活血破瘀。对于肝肾不足造成的闭经活血化瘀是没有效果的。

怎么判断自己是不是肝肾不足了呢？人的身体很诚实，脏腑功能失调就会在身上留下蛛丝马迹，肝肾不足的人常有如下症状：

腰膝酸软 肝主筋，主藏血；肾主骨，主生髓，为先天之本。肝肾不足会导致骨髓空虚、肌肉无力，肝不藏血则血不养筋，所以会出现腰膝酸软、运动迟缓等现象。

听力减退 肝肾同源，肾开窍于耳，耳为肾之官，肾气通于耳朵。肝血、肾气充足，则耳朵坚挺健壮，听力敏锐；肝肾不足则会出现耳聋耳鸣、头晕目眩等症状。

牙齿松动 《黄帝内经》中记载："女子七岁肾气盛，齿更发长。丈夫八岁肾气实，发长齿更，八八则齿发去。"说的是女子在七岁左右因肾气开始旺盛，所以更换牙齿，男子在八岁左右更换，而在六十四岁时因为肾气衰竭造成牙齿和头发脱落。可见，牙齿的生长与坚固跟肾气有着重大关系，如果肾气不足，可引起牙齿过早松动、掉落或齿根外露。

生殖能力弱 《黄帝内经》中记载："女子二七而天癸至，任脉通，太冲脉盛，月事以时下，故有子。"意思是说，女子到了14岁左右，肾气影响出现天癸，天癸在女子表现为月经，这个时候女子有了生殖能力。如果肝肾不足，则会出现月经不调，量少甚至闭经，也有可能子宫发育不良。

疲惫乏力，没精神 肝主情志，肝肾不足的人容易出现少气懒言、神疲乏力、头晕等症状，对什么都提不起兴趣，而且面色苍白泛黄。

带下多有湿热，蒲公英白果茶可除湿止带

"湿热带下"是中医里的说法，相当于西医里所说的白带异常。白带是子宫的分泌物，它跟月经一样，都是子宫健康的晴雨表，如果子宫出现异常，会体现在白带上。

一般来说，正常的白带量少，颜色呈白色，带黏性，无异味。如果白带发黄、夹带血丝、呈现乳白色豆腐渣样、发出恶臭等，说明身体出现了阴道炎、宫颈炎症、盆腔炎、卵巢疾病、妇科肿瘤等妇科病，要引起重视，及时就医。

◎ 蒲公英白果茶清热祛湿、凉血止带

中医认为，脾虚无以运化水湿，肝郁化火侵犯脾脏，湿热蕴藉并下注至下焦而致带下。对于湿热带下，需要清除湿热、消炎止带。患有湿热带下的女性在治疗的同时，还可以用蒲公英白果茶进行调理。

蒲公英白果茶

成分： 蒲公英20克，白果10克。

用法： 将白果放入砂锅中，加入适量水煎15分钟左右，取汁，然后用来冲泡蒲公英（装入茶包中），闷泡5分钟即可。代茶饮用，每日1剂。

功效： 清热除湿，凉血利尿，解毒消炎，收涩止带，适用于湿热带下之证。

蒲公英白果茶的组成很简单，只有蒲公英、白果两味药物。蒲公英别名黄花地丁、婆婆丁、华花郎，是重要的清热除湿药茶，其性寒，味甘，最能清热开泄、凉血利尿。蒲公英还有解毒消炎的作用，对全身上下的炎症都有很好的疗效。

白果除了能定喘、止咳、化痰，治疗咳嗽外，还有除湿解毒、收涩止带的功能，很多中药方剂常用白果来治疗白浊带下之证。白果与清热利尿、解毒消炎的蒲公英配伍使用，除湿止带效果更强。

◎ 多吃健脾祛湿之品，远离辛辣刺激

湿热带下与脾失健运、不能运化水湿有关，因此湿热带下的女性平时宜多吃山药、扁豆、莲子、白果、薏米、蚕豆、绿豆、芡实、黑木耳、豇豆、核桃仁、淡菜、芹菜、猪肚等健脾利湿的食物。辛辣食物，如葱、蒜、姜、辣椒、酒等可助热，加重带下症，要少吃或不吃。

◎ 小心！子宫疾病可导致白带异常

若白带出现变化，很可能是生殖器官功能发生变化或出现病变的先兆。那么，哪些子宫疾病会导致白带异常呢？所表现出来的症状是怎么样的呢？

子宫疾病	白带异常分析
盆腔炎	盆腔炎可导致白带增多，颜色发黄，质稀，同时伴有腹痛的症状

宫颈糜烂	女性若患有宫颈糜烂，白带一般呈黄色，浓且黏，多数没有异味
子宫内膜异位症	若患有子宫内膜异位症，可出现血性白带，即白带中混有血液，白带质地从总体上呈黏液性或脓性
宫颈癌	早期白带有可能是血性白带，到晚期时多呈血水样白带
滴虫性阴道炎	黄色或黄绿色脓性白带，同时带有腥臭味
霉菌性阴道炎	白带多数呈乳白色豆腐渣样，并伴有异味

一些女性发现自己白带异常时，就以为是阴道环境不干净造成的，于是反复用私处洗液清洗阴道、外阴。这种做法是不正确的。洗液可使阴部环境发生改变，让细菌有了可乘之机，白带也越洗越多，还有可能洗掉阴道里的抗菌物质而患上妇科病。当白带出现异常时，要及时就医，排查导致白带异常的原因，做到早发现早治疗。

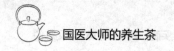

莲子芡实茶——适合遗精者

遗精即在没有性生活时发生射精，是很多青年男性的烦恼。遗精基本上可以说是一种生理现象，因为正常成年男性约有90%发生过遗精，但是由于诸多原因，很多男性以为遗精是一种疾病。

一般来说，健康未婚男子或者婚后分居，每月遗精1~2次属正常现象，也有的人一个月遗精4~5次。如果遗精太频繁，一周数次或者一夜数次，甚至清醒的时候也会出现遗精，则是病理性遗精。

◎ 频繁遗精说明肾出了问题

导致遗精的原因有很多，如心理因素、生殖疾病等。从中医的角度来看，遗精多是肾的事儿。肾有藏精的功能，精又分先天之精和后天之精。先天之精是肾脏本脏之精，是生育繁殖最基本的物质，和人的生殖、生长、发育有着密切的联系。而肾精的生成、储藏和排泄，均由肾主管。

清代医家沈金鳌在《杂病源流犀烛》中记载："有因饮酒厚味太过……一有脾胃湿热，气不化清，而分注膀胱者，亦混浊稠厚，阴火一动而精随而出。"意思是指过量食用肥甘厚味食物，会使湿热蕴藉脾胃，并下注扰肾，肾不固精，所以就会遗精。

◎ 莲子芡实茶健脾除湿，固精止遗

对于湿热下注所致的遗精，治疗上以祛除湿热、固精止遗为主。遗精者可在医生的指导下正确用药，居家调养推荐莲子芡实茶。

莲子芡实茶

成分： 莲子30克，芡实20克，茯苓10克。

用法： 水煎取汁，代茶饮用，每日1剂，分数次服完。

功效： 补肾益精，固精止遗，健脾利湿，适用于湿热遗精、肾虚或脾肾两虚所致的梦遗等症。

莲子芡实茶由莲子、芡实、茯苓组成，都是很常见的药食同源之品，安全，没有副作用。

莲子是很多人煮粥、炖汤常用到的食品，但其实大家对它的认识还是不够的。莲子有补元气、清热、补肾固精的功效，常用于梦遗、滑精的调理。现代药理学研究还发现，莲子中的莲子碱可以抑制性欲，故而遗精的人常吃莲子，可改善遗精现象。

芡实具有补中益气、滋养强壮的作用，与莲子相比，它更擅长镇定收敛，对脾肾两虚所致的慢性泄泻、小便频多、遗尿、梦遗、滑精等有很好的疗效。

这款茶里，茯苓的用量相对少一些，主要取其健脾利湿的功用，以祛除脾胃湿热，使脾肾和谐，阴阳协调。

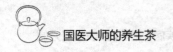

阳痿难言，用三宝茶健脾补肾

阳痿是很多男性难以启齿的隐疾，引起阳痿的原因有很多，如生殖器官病变、纵欲过度、精神压力过大等。一般来说，如果50岁以上的男性发生阳痿，多半是因为生理性的退行性变化而导致的，不属于疾病。

◎ 命门与肾通，命门火衰可致阳痿

从中医来看，阳痿多与房事劳损、肝肾不足、命门火衰有关。其中以命门火衰最为常见，正如《景岳全书》中记载："凡男子阳痿不起，多由命门火衰，精气虚冷。"

那么，什么是命门火衰呢？所谓"命"是指生命，"门"是根本之意，"命门"就是维持人体生命活动的根本。中医里强调"肾为先天之本"，肾阳是一切生命活动的基础。《难经》中记载："肾两者，非皆肾也，其左者为肾，右者为命门。"命门是肾的生理功能之一，肾藏元阳之气即是命门火，命门火衰则指肾阳虚衰。

《难经》中说："命门者……男子以藏精，女子以系胞，其气与肾通。"命门火有促进人体生长、发育和繁殖后代的根本动力，命门火亢，可出现阳强易举、性欲亢进；命门火衰，则可出现阳痿、早泄等生殖机能衰退等症。

◎ 三宝茶补肾壮阳效果好

对于命门火衰所致的阳痿，重在补肾壮阳，使命门之火旺而不亢。居家调养，可选用三宝茶。三宝茶所使用的材料都是药食同源之物，安全、没有副作用，而且调养效果显著。

三宝指的是栗子、核桃、芡实。栗子素有"干果之王"的美誉，最能补益脾肾，《名医别录》中记载它能"主益气，厚肠胃，补肾气"，《千金方》中则说"栗，肾之果，肾病宜食之"，肾阳虚所致的腰膝酸软、小便频多、阳痿早泄等症都可食用。

核桃不仅能健脑益智，而且还是补肾养肾的佳品，许多古代医药典籍都记载它能补气养血、益命门、利三焦、补肾固精。《本草从新》中记载，核桃能"治痿，强阴"。

芡实具有益肾固精、补中益气的功效，对肾阳虚所致的阳痿、尿频，肾阴虚所致的遗精，以及脾虚所致的腹泻等都有疗效。

☕ 三宝茶

成分： 栗子10颗，核桃2~3个，芡实20克。

用法： 芡实加适量水煎取药汁；栗子、核桃去掉外壳，研成末。将栗子核桃末放入茶杯中，冲入煮沸的芡实药汁，加盖闷泡20分钟左右即可。代茶饮用，每日1剂，分数次服用。

功效： 健脾补肾，固肾涩精。适用于阳痿、腰膝酸软、尿频、腹泻等症。

治疗阳痿还有一味很好的中药——仙茅，仙茅是治疗男女肾阳不足、命门火衰的常用药。仙茅原产于西域，唐代的时候，婆罗门僧将其献给唐玄宗，所以又称为"婆罗门参"，当时认为它是一种非常神奇的仙药，并加以保密。

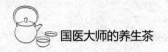

🍵 仙茅红茶

成分： 仙茅5克，红茶3克。

用法： 用200毫升开水冲泡后饮用，冲饮至味淡。

功效： 温肾阳，壮筋骨，适用于男子阳痿精冷，小便失禁，心腹冷痛，腰腿寒痹疼痛，女子阴冷、性欲低下等。

仙茅除了能温肾壮阳治阳痿，还可以用于肾阳虚所致的寒湿腰痛及寒湿型风湿、类风湿性关节炎。用仙茅炖肉常食，也是很好的调理方。

温馨小提示 ◀

壮阳药不能乱吃

有的男性发现自己出现了性功能障碍，或性能力有所减退，会想到吃壮阳药，其实乱吃壮阳药反而会影响健康。

壮阳药多为温热燥性，长期服用容易发生口干舌燥、口渴多饮、口舌生疮、眼红牙痛、失眠多梦、鼻出血等症状。另外，一些壮阳药含有雄性激素，服用后虽能取效一时，但久服容易形成药物依赖，还有损害肝脏。

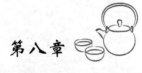

第八章

慢性病要养，常喝茶就有效

中医治疗慢性病非常注重调养，治病的同时，配合饮用一些具有辅助治疗作用的茶饮，对疾病的康复是很有帮助的。

喝茶本身也是一种养生养心方式，平和的心境对缓解和治疗疾病也是大有益处的。

血压高眩晕，每天一杯杞决双花茶

高血压本多发于中老年人，但近年来，由于精神压力过大、饮食不节等因素，高血压人群呈年轻化趋势。

中医里并没有高血压这一疾病，从症状表现来看，大致相当于眩晕头痛等范畴，认为多是因肝阳上亢引起的。

"肝阳上亢"这个词中医里经常会讲到，很多人似乎听起来也很耳熟，但到底是什么恐怕也说不明白。这里简单说一下：肝脏是储藏血液的，血属阴，而肝主升发，其功能活动属阳。肝阳、肝阴两者保持相对平衡的协调稳定状态，从而维持肝的正常生理功能。如果情志不舒，肝气郁结，肝郁化火伤阴，或者热病耗损肝阴等，都可导致肝阴不足，肝阳相对偏盛，浮动上亢，出现眩晕、头目胀痛、面红目赤等肝阳上亢症。

◎ 肝阳上亢型高血压的特点

肝阳上亢型高血压常表现为：头晕头痛、心烦易怒、睡眠不安稳、心神不宁，或者头重、四肢麻木、口苦口干、舌头微红等，常伴有面色潮红、目赤肿痛等症。

◎ 杞决双花茶，滋补肝肾降血压

由于高血压早期没有明显症状，因而常被遗漏，当检查出来时病情已经向深度发展，建议大家每年定期体检，发现血压异常时要及时调理。

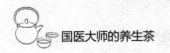

对于肝阳上亢引起的高血压，调养应注意养肝阴、平肝火。这里给大家推荐一款平肝降压的茶饮——杞决双花茶。

> ### ☕ 杞决双花茶
>
> **成分：** 枸杞子10粒，决明子10克，菊花3克，槐花3克。
>
> **用法：** 以上原料装入茶包，放入杯中，加开水冲泡。代茶饮，每日1剂。
>
> **功效：** 补益肝肾、平肝降压，对高血压属阴虚阳亢者有调理之效。
>
> **禁忌：** 胃寒的人不宜多饮常饮。

在古代医书里，枸杞子被列为滋补的上品，其中不乏服用枸杞子可以延年益寿的记录。中医认为，枸杞子味甘，性平，入肝、肾经，具有滋补肝肾、明目的功效，常用于肝肾阴虚所致的腰膝酸软、头晕目眩、消渴遗精等症。

决明子性微寒，味苦，入肝经，具有清肝明目、润肠通便、降压降脂的功效，中医里常用决明子治疗肝阳上亢型高血压且伴有大便秘结、头痛眩晕、烦躁易怒、目赤涩痛等症。

菊花是清肝明目的佳品，经常用菊花泡茶喝，可清肝火、养肝阴，有助于平衡肝阴、肝阳。

槐花性微寒，味苦，入肝、大肠经，具有凉血止血、清肝泻火的功效，肝阳上亢者多有肝热，用槐花泡茶饮用，可清肝火。

血压高头痛胸闷，用山楂丹参茶活血化瘀

高血压的发生不仅与肝、肾有关，瘀血阻滞也可导致高血压。正常人在一定血压下可以保持血管通畅，但若瘀血阻滞，使血管不通畅，在原来的压力状态下，心、脑、肾等各个脏器的血流量不够用，人体就要启动调节系统，增大血管压力，才能达到原来的血流量。这就好比汽车上坡需要轰油门加大马力，才能上得去。

◎ 瘀血阻滞型高血压的特点

瘀血内阻型高血压除了血压升高外，因身体有瘀血，故常有头部刺痛、疼痛部位固定的特点，还常伴有胸闷、心悸、手脚麻木等症，夜间因为喝水少，血的浓度增加，血流减慢，血压会比白天高。

◎ 山楂丹参茶，活血化瘀降血压

对于瘀血阻滞引起的高血压，治疗的原则就是疏通，清理血管中的瘀血。只有解决掉阻力，血管通畅，血压才能维持平稳正常。祛除瘀血阻滞，可以用具有活血化瘀作用的山楂丹参茶。

山楂丹参茶只有两味药——山楂、丹参。山楂不仅能开胃消食、化滞消积，还有活血化瘀、降压去脂等功效。瘀血阻滞型高血压者每天用山楂泡茶，或者吃山楂鲜果，可促进消化，改善便秘，还有助于活血化瘀，使血流通畅，从而起到降压的作用。

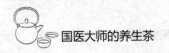

丹参具有祛瘀止痛、活血通经、清心除烦等作用，中医里常用来治疗瘀血阻滞型高血压，症见头痛眩晕、胸闷麻木等，尤其适合高血压伴有心、脑及其他血管并发症者。

☕ 山楂丹参茶

成分： 山楂、丹参各15克。

用法： 水煎取汁，代茶饮用，每日1剂，分数次服用。

功效： 活血通经，祛瘀降压，健脾胃，降低血脂。

◎ 如何防止饭后高血压发病

有的高血压患者进餐后可能会出现头晕、心慌、乏力、出冷汗等症状，甚至可能会诱发脑血栓、心绞痛、心肌梗死等"进餐反应"。可通过下列措施防止"进餐反应"：

1.少食多餐，进食速度宜慢，食物温度宜适中。

2.进餐时如果觉得劳累，应稍休息再进餐。

3.进餐后最好休息10~20分钟，再从事其他活动。

一旦发生晕厥，家人应立即让其平卧，头部稍低且偏向一侧（以防呕吐物呛入气管内），并及时送医。

每天早上起床后，喝一杯温开水，不仅可以冲洗肠胃，还可以促进新陈代谢，降低血液黏稠度，对降低血压有益。另外，睡前喝点儿温热的开水，不仅可以补充人体水量的不足，还可以缓解夜间的血液过于黏稠，避免血栓的形成。

糖尿病肥胖，多饮扁鹊三豆饮

糖尿病是一种富贵病，之所以说它是富贵病，还得从吃说起。以前，生活水平相对较低的时候，没钱的人主要吃青菜，逢年过节才能开开荤、打打牙祭，有钱人就不一样了，肥甘厚味天天吃，吃多了就可导致脾胃积热，出现"脾瘅""消渴"等证。"脾瘅""消渴"即类似于我们现在所说的糖尿病。

现在，生活水平越来越好，营养过剩、饮食不节的问题层出不穷，糖尿病的人群也呈年轻化的趋势。所以，建议大家从现在开始，合理规划饮食营养和生活起居，预防糖尿病的发生。

◎ 糖尿病的症状

患糖尿的时间越长，合并肾脏、肝脏、心脏等损害的概率就越高。所以，糖尿病要做到早发现早治疗。

糖尿病最主要的特点就是"三多一少"，即多尿、多饮、多食和体重减轻，还可伴有疲乏、倦怠以及各种并发症。在早期的时候，糖尿病的症状并不明显，但生活中的一些细节都不要放过，比如吃得很多，但体重不见长；连续一段时间经常口渴多饮，而且尿频，等等。

◎ 脾肾阳虚与糖尿病

中医认为，肾主水，肾在调节体内水液平衡方面起着极为重要的作用，体内水液的潴留、分布与排泄都离不开肾。而脾属土，土可制水，脾对水液的运

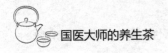

送、津液的化生同样起到制约作用。

如果肾阳不足、肾功能失调，可造成水湿泛滥的水肿。脾恶湿，身体里水湿过重，脾不仅不能运化水湿，反而会被水湿所害，出现肥胖、食欲不振、胃胀、恶心、呕吐、下痢或便秘等症。而且湿困脾胃，会影响到脾胃的消化能力，脾虚运化失职，该升的不升，该降的不降，精微之气不能生化，则人的体力就会进一步下降。

因此，脾肾阳虚型糖尿病患者日常调理应健脾祛湿、补肾益阴，以增强体质，提高身体免疫力。

◎ 扁鹊三豆饮健脾肾、消水肿

鹊三豆饮是中医理论的鼻祖扁鹊创制的著名药方，具有补肾健脾、清热利湿的功效，非常适合脾肾阳虚型糖尿病人作为日常调理使用。

扁鹊三豆饮

成分： 绿豆、红豆、黑豆各50克。

用法： 将绿豆、红豆、黑豆一起放入锅中，加入适量水，煮到烂熟，去渣取汁，代茶饮用，不拘时饮。

功效： 利湿消肿，健脾胃，补肾。

扁鹊三豆饮原方中有一味甘草，"甘能令人满"，对于糖尿病人并不适合，所以这里把它去掉了，这样更适合糖尿病调养饮用。

糖尿病便秘口臭，石知连地首乌茶可缓解

糖尿病相当于中医里说的"消渴"。消渴又分为上消、中消、下消，上消是以口渴为主，中消是以胃火亢盛为主，下消是以肾虚为主要表现。

糖尿病在初期阶段大多表现为上消或中消，即脾胃热盛，也就是现代人们常说的"三多一少"症状，所谓"三多一少"症状，就是多食、多饮、多尿而体重减少。这种可归于肺胃燥热型。因为胃热，所以肠中也免不了会积热，因而这类糖尿病人也常有大便干燥、便秘难解的症状。而便秘反过来又会加重口腔病症，导致口腔溃疡等问题。

◎ 石知连地首乌茶清除肺热

对于肺胃燥热型糖尿病，调养的关键在于清胃火、润肺津，可选用石知连地首乌茶。这款茶由绿茶、石膏、知母、黄连、生地黄、生首乌组成。每一味药物都发挥着各自的功效。

绿茶大家都很熟悉，它性凉，具有清热祛火的作用。胃肠火旺的人每天一杯绿茶，可有效改善口臭、口干、口渴、口疮等上火问题。

石膏性大寒，具有清热泻火、除烦止渴等功效。肺胃燥热型糖尿病人可将石膏研成粉末，每次取少量用来泡茶或煮粥，能调理肺胃，祛除火气。石膏大寒，所以每次不要超过15克。

知母属于清热下火药，行苦寒，可滋阴降火、润燥滑肠、通利二便，中医里常用它来治疗温热病、高热烦渴、咳嗽气喘、便秘、虚烦不眠、消渴等症。

黄连有清热燥湿、泻火解毒的功效，其味入口极苦，故而民间有"哑巴吃黄连，有苦说不出"之说。

生地黄为清热凉血药，具有养阴生津、清热凉血的功效。

生首乌具有补益肝肾、益精血、壮筋骨等功效。肺、胃的正常功能都需要肾气的推动和温煦，故而清除肺胃热气，也要兼顾其他脏腑，这样才能五脏和谐，诸病不生。

石知连地首乌茶

成分： 绿茶6克，石膏30克，知母10克，黄连6克，生地黄10克，制首乌10克。

用法： 将石膏打碎用600毫升水煮开20分钟，再加入知母、黄连、生地黄、制首乌同煮15分钟，取沸汤冲泡绿茶即可。每日1剂，随时凉饮。

功效： 清胃火、养肺阴，适于肺胃燥热津伤型消渴，证见形体消瘦、舌红苔黄等。

糖尿病失眠盗汗，就喝女贞子茶

糖尿病不仅血糖高，尿糖也高，容易造成排尿量增多，久而久之体内水分流失，会出现口干、皮肤干燥、形体消瘦等症状。久之，糖尿病由初期的肺胃热盛，使机体不断地消耗而逐渐由实转虚，就形成了肝肾阴虚。表现为头晕目眩、失眠多梦、耳鸣、口干咽燥、腰膝酸软、自汗、盗汗等症状。

肝肾阴虚型糖尿病，可用女贞子进行调理。

☕ 女贞子茶

成分： 女贞子、芦根各15克，葛根、决明子各10克。

用法： 将女贞子、葛根、芦根、决明子放入砂锅中，加入适量水煎煮30分钟，去渣取汁。每日1剂，代茶饮用。

功效： 益肝肾、清虚热、强身体。

女贞子是益肝肾、清虚热、明目的佳品，对肝肾阴虚所致的头晕目眩、腰膝酸软、头发早白、阴虚发热、消渴等症都有效果。

葛根具有解肌退热、透疹、生津止渴等功效。糖尿病久病伤津，葛根可帮助改善津液不足之证。芦根清热生津，常用于热病烦渴、胃热呕吐等热病，与葛根配伍，养阴生津效果更强。决明子有润肠通便、降脂明目等功效，对改善糖尿病人便秘有一定的作用。

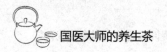

荷叶乌龙茶，血脂高的人要常喝

高脂血症指血浆中脂类物质的浓度超过正常范围，是引起动脉硬化、高血压、冠心病、心肌梗死等严重病变的祸源，对人体危害很大。

中医里没有高脂血症一说，从中医来看，所谓高脂血症，不过是痰湿瘀血滞于中焦，气机不畅，故出现易于疲乏，易于头晕，易于出现头部耳鼻眼窍等病证，其本质还在于阳气不化，邪因而生，所以还得从正虚入手。当然这个正虚是很概括的，不同证型，方法也会不一样，对于家庭日常调理来说，可以从痰、瘀、湿几方面入手。

对于血脂高的人来说，经常喝茶是个不错的方法。因为茶叶中的茶多酚和维生素C有活血化瘀、降低血脂、防止血栓形成的作用。

◎ 荷叶乌龙茶降血脂还能减肥

乌龙茶里含有丰富的降低胆固醇、甘油三酯和升高度脂蛋白胆固醇的成分，可以有效降低血脂的升高，对预防高脂血症有很好的效果，而且还有润燥、养胃、去火等功效，有利于缓解高脂血症患者常出现的便秘症状。

荷叶有清热解暑、升发清阳、凉血止血的作用，多用于暑热烦渴、暑湿泄泻、脾虚泄泻、血热吐衄、便血崩漏等症。实践证明，荷叶对于降血压、清血脂也有明显的效果，这主要得益于其所含的荷叶碱，因为这种物质可扩张血管。另外荷叶也是减肥的良药。

荷叶乌龙茶

成分： 干荷叶5克，乌龙茶5克。

用法： 将荷叶撕成小片，和乌龙茶一同用细纱布包起来，开水冲泡即可饮用。

功效： 减脂降压，适用于肥胖、血脂高者。胃病患者可适当多加水使茶汤变淡。

◎ 山楂活血祛瘀可降血脂

高脂血症形成的一个重要因素是瘀，所以清脂的同时也要注意活血祛瘀。我们平时常见的山楂其实就是很好的祛瘀活血药。每天泡茶饮用，对预防高脂血症和降血脂都是很有帮助的。

山楂陈皮茶

成分： 干山楂5片，陈皮、红茶各5克。

用法： 将材料放入杯中，开水冲泡片刻即可饮用。

功效： 消食，降脂，活血。每天晚饭后饮用效果更好。

菊花山楂茶

成分： 干山楂5片，菊花5朵，绿茶3克。

用法： 以上原料放入杯中，开水冲泡片刻，代茶饮用。

功效： 健脾消食，清热降脂，用于冠心病、高血压等症。

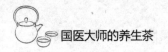

常喝苦丁茶，脂肪肝能逆转

暴食、喝酒、不爱运动、饮食不规律，由于长期不良生活习惯，现在患脂肪肝的人越来越多，且胖人尤为多见。

中医学并无脂肪肝的病名，认为脂肪肝属于积证，多与过食肥甘厚味、饮酒过度、久卧久坐、体丰痰盈、感受湿热毒邪、情志失调、久病体虚等有关。正如《黄帝内经》中所说："肝之积，曰肥气"，所以也称之为"肥气病"。具体地说，就是肥脂之气过多地蓄积于肝脏，导致肝脏功能失调，疏泄不利的一系列病症。

脂肪肝其实并非大病，发病初期若能及时诊治，一般都可控制并逆转。但若迁延不治，积久则会变生大病，需引起足够重视。

因为脂肪肝是不良生活习惯导致的，所以想要逆转，还得从调整生活习惯入手。

对于日常防治脂肪肝，苦丁茶是很好的选择。苦丁茶能清热解毒、软化血管、降低脂肪，最适合血压偏高、体形发胖、体质燥热的人饮用。

一般而言，苦丁茶当药用时的浓度为当茶用时的2~3倍，饮用的方法是：一天中分上午，下午和晚上各泡2~3支，一直喝到无味时嚼食茶芽。

对于患有高血压、高脂血症、高血糖等疾病的患者来说，通过饮用苦丁茶将血压、血脂、血糖降下来之后，可适当降低饮用浓度，但不要完全停止，可以代茶常饮，以免病情反复。

很多人不习惯苦丁茶的苦味，可在苦丁茶里加入一些菊花。菊花气味芳香，味道清爽，有助于中和苦丁茶的一部分苦味。而且菊花具有清肝明目的功效，对于逆转脂肪肝也是很有效果的。

> ### ☕ 苦丁茶
>
> **成分：** 苦丁茶、菊花各适量。
>
> **用法：** 将苦丁茶、菊花放入茶杯中，冲入适量沸水，加盖闷泡5~10分钟即可。代茶饮用，不拘时饮。
>
> **功效：** 养肝，降脂，降压，减肥。

苦丁茶除了能减脂降压，还有很好的清火作用，经常上火长痘、长口疮、口臭的人也可以常喝。

由于苦丁茶性寒，所以即使有上述诸般好处，也不是人人都能喝的，尤其是风寒感冒者、虚寒体质者、慢性胃肠炎患者，以及经期女性都不宜喝。

老年人便下无力，洋参麻苏茶解除痛苦

说到便秘，历史书中就有一个例子，是讲赵国大将廉颇的。

廉颇年老了，赵王想看看廉颇还能不能胜任将军的职位，于是派使者去看望他。廉颇为了表示自己老当益壮，就当着使者的面吃了一斗米、十斤肉。但是，使者回去却向赵王报告说："廉将军虽老，尚善

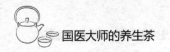

饭，然与臣坐，顷之三遗矢矣。"这句话的意思是，廉颇将军虽然老
了，但饭量还可以，可一会儿的工夫就去了三次厕所。

廉颇吃完饭一会儿就去了三次厕所，使者得到的信息是廉颇老了，实际上
这里面反映的是廉颇脏腑功能的衰退。随着年龄的增大，很多老年人都面临着
这个问题。脏腑功能衰退，肠胃蠕动的能力下降，便秘就成为常事儿了。老年
人便秘，以虚证居多，气血两虚最为常见。廉颇总上厕所，恐怕多半就是虚秘
在作怪。

◎ 气血虚是老年人便秘的主要原因

人越来越老，脏腑功能也跟着走下坡路，生成气血、运行气血的器官变得
越来越乏力，气血也就会慢慢减少，所以老年人多有气血虚的情况。

气有推动的作用，气虚则推动肠胃运动的动力不够；血有濡养的作用，血
虚则肠道津液不足，大肠失去濡润，从而形成便秘。再加上随着年龄的增长，
老年人一般久坐，运动量少，这无异于雪上加霜，使肠胃更懒得动，继而加重
便秘症状。

◎ 洋参麻苏茶益气润肠，虚性便秘不再烦

气血虚便秘的人，大便一般都是软的，一点儿都不硬，但就是排不下来。
这就需要益气润肠了，通过补气让肠蠕动的能力增强，润滑肠道使大便容易排
出来。经常饮用洋参麻苏茶，就能起到很好的益气润肠作用。

洋参麻苏茶

成分： 西洋参80克，火麻仁100克，炒苏子80克。

用法： 将西洋参、火麻仁、炒苏子一起研成细粉，每次取3克，用温水冲泡，代茶饮用。每天2次，下午3~4点及晚睡前各1次。

功效： 益气补血，润肠通便。

西洋参有补气养阴、清热生津的功效。西洋参可以用来泡茶，也可以用来炖汤、煮粥，经常吃可改善声音低下、心慌气短、头晕、身体无力等气虚症状。

火麻仁具有润肠通便的功效，常用于血虚津亏、肠燥便秘。但要注意的是，火麻仁是轻泻剂，如果单独用来泡茶，每次不要超过15克。

炒苏子常用来降气化痰、治疗咳喘，这里用它，是因为"肺与大肠相表里"，就是说肺与大肠在生理和病理上密切相关，因此苏子也有降气、促进大肠蠕动的作用。

◎ **经常摩腹，增强肠胃动力**

调理老年人便秘，应该增加肠胃的动力，经常摩腹有助于肠胃蠕动。方法为：每天起床后和睡觉前，躺在床上，两手重叠放在腹部，先顺时针揉32圈，再逆时针揉32圈。

在摩腹的时候，一定要心无旁骛，专心做这件事。只有心神合一，身体的气机、血流才会受到意识的影响集中到这个位置，使局部血流和肠蠕动得到改善。